Sportmassage, sportverzorging en functietests

Sportmassage, sportverzorging en functietests

M. van Aarst en W. Schermerhorn

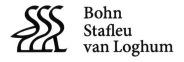

Bohn
Stafleu
van Loghum

Eerste druk, Elsevier gezondheidszorg, Maarssen 2000
Tweede druk, eerste en tweede oplage, Elsevier
gezondheidszorg, Maarssen 2005 en 2009
Tweede druk, derde oplage, Reed Business Education,
Amsterdam 2013
Derde (ongewijzigde) druk, Bohn Stafleu van Loghum,
Houten 2016

ISBN 978-90-368-1387-7
ISBN 978-90-368-1388-4 (eBook)
DOI 10.1007/978-90-368-1388-4

© 2016 Bohn Stafleu van Loghum, onderdeel van Springer
Media

NUR 488, 894
Omslagontwerp en typografie: Pharos/Monique van
Hootegem, Nijmegen
Omslagillustratie: Frans Bosch

Bohn Stafleu van Loghum
Het Spoor 2
Postbus 246
3990 GA Houten
www.bsl.nl

Voorwoord bij de tweede druk

Als docenten sportmassage hadden wij onvoldoende literatuur tot onze beschikking die speciaal gericht was op de opleiding tot sportmasseur. Zo kwamen wij ertoe dit boek te schrijven. Ons doel is een duidelijke beschrijving te geven van de praktische vaardigheden die een sportmasseur moet beheersen. Na het totstandkomen van de eerste druk hebben we veel positieve reacties ontvangen. Het boek blijkt in een grote behoefte te voorzien.

Het eerste deel bevat een theoretisch en praktisch gedeelte over de massagehandgrepen. Het tweede deel bevat alle functietests van de verschillende gewrichten en spieren die de sportmasseur dient te kennen. Het derde deel beschrijft de verschillende sportblessures en de EHBO en de verzorging ervan. Ook dit deel heeft een theoretisch en praktisch gedeelte. Tevens wordt het belangrijke onderdeel blessurepreventie belicht.

In alle onderdelen zijn de richtlijnen verwerkt die het Nederlands Genootschap voor Sportmassage (NGS) hanteert voor het examen sportmassage. Deze tweede herziene druk is op onderdelen aangepast in verband met gewijzigde exameneisen.

Het boek geeft naast de NGS-richtlijnen informatie die wij van belang achten voor de toekomstige sportmasseur. Alle beschreven handgrepen en tests zijn voorzien van duidelijke instructieve foto's.

Op verzoek van de uitgever heeft een aantal mensen uit het vakgebied van de sportmassage de eerste druk gelezen en beoordeeld. De aanbevelingen zijn in deze tweede druk verwerkt. Speciale dank gaat uit naar de heer G.J. Storm, medeopleider, voor zijn opbouwende kritiek. De belangrijkste veranderingen zijn:

– in het onderdeel geschiedenis een aantal onderwerpen extra;
– wijzigingen in de indeling van het onderdeel van de praktijk van de massage zoals het NGS die nu hanteert. Zo wordt de bovenste extremiteit nu ingedeeld in een onderdeel massage van de arm en een onderdeel massage van de nek en schoudergordel. Verder wordt de bilmassage behandeld bij de massage van het been.

Tot slot is aan het boek een aantal bijlagen toegevoegd die bij de voorbereiding van het examen heel praktisch zijn:
– een lijst van het materiaal dat meegenomen dient te worden naar het examen;
– eisen waaraan het model dat meegaat naar het praktijkexamen moet voldoen.

Wij hopen dat u dankzij deze - geactualiseerde - uitgave met veel succes en plezier de opleiding sportmassage zult volgen. Ook voor gediplomeerde sportmasseurs en anderen die zich met sportmassage en/of verzorging bezighouden, is dit een nuttig boek met veel theoretische en praktische informatie.

Met veel dank aan Fred Rill (fotograaf), Disa Brecht (model) en Gert Walrave (technische ondersteuning).

M. van Aarst en W. Schermerhorn

NB In plaats van masseur, sporter en (sport)verzorger kan vanzelfsprekend ook masseuse, sportster en (sport)verzorgster gelezen worden.

Inhoud

Deel III Sportverzorging

Deel 1   Sportmassage

1 Geschiedenis van de massage

1.1 Inleiding

Woordverklaring. Het woord massage is afkomstig uit de Franse school en geïntroduceerd door Lepage in 1813.

Waarschijnlijk is de term afkomstig uit het Midden-Oosten (met name Egypte) en afgeleid van het Arabische woord *mass* (drukken) aangevuld met de Franse uitgang 'age'. Ook kan het komen van het Griekse 'massein', hetgeen kneden betekent, of van het Hebreeuwse *maschesch* (betasten).

1.2 Geschiedenis tot 1900

China. Uit China zijn de Kong-Fou-geschriften bekend van rond 3000 voor Christus, waarin regels ten aanzien van lichaamsverzorging waaronder massage waren opgenomen. In deze geschriften vinden we gegevens over wrijven van het lichaam en het rekken van de gewrichten. Kong-Fou betekent letterlijk 'de kunst het menselijk lichaam te vormen'. Een taak die alleen voor priesters was weggelegd, omdat men het lichaam als een godsgeschenk beschouwde.

India. Ook uit India zijn geschriften bekend, waarin aandacht wordt geschonken aan het menselijk lichaam. Deze gegevens zijn te vinden in de Veda (circa 1800 voor Christus), de heilige boeken van de Brits-Indiërs, waarin een apart hoofdstuk, de Ayur, gewijd is aan de hygiëne, massage en heilgymnastiek. Beschreven worden zaken als houding, beweging, zalven van het lichaam en massage.

Bij de Chinezen, de Brits-Indiërs en later ook bij de Grieken waren oorspronkelijk massage en heilgymnastiek onderdelen van de religieuze ceremoniën. Nu nog kan men hygiënische en religieuze ceremoniën bij de joden en mohammedanen vinden. De massage bij de Grieken, anatripsis genaamd, was in hoofdzaak een medische massage, namelijk wrijven, kloppen en kneden van de spieren met als doel: genezing. Uit die tijd is bekend, dat vóór de worstelwedstrijden de worstelaars zich met olie inwreven. Tijdens de wedstrijd rolden de worstelaars door het zand, waarna de olie met zand en al van het lichaam werd afgekrabd. Sommigen beschouwden dit al als massage. De opzet hiervan was het reinigen van de huid, doch onbewust werd hiermee al een primitieve vorm van massage toegepast. Van gelijke aard was de huidverzorging van de Egyptenaren

die zich met slib van de Nijl inwreven en zich in de zon lieten opdrogen. Dit verwekte een sterke hyperemie (roodheid). In de schoonheidsverzorging (beautysalons en kuuroorden) vinden we heden ten dage nog steeds deze toepassing in de vorm van kleimaskers en algenpakkingen.

Perzië – Egypte. Hier vond men reliëfvoorstellingen van de Assyrische koning San-Herib uit Ninive. Er zijn drie vormen van geneeskunde op afgebeeld, te weten massage, magnetisme en helderziendheid.

Griekenland. Hippocrates, een bekende arts uit de Griekse tijd, heeft veel over medische onderwerpen en massage geschreven. Hij behandelde met name distorsies door gebruik te maken van fricties (vergelijk later Metzger). Tevens kwam hij tot de stelling dat kortdurende wrijvingen een toename van weefsel gaf (tegenwoordig stimulerend), terwijl langdurende wrijvingen een afname van weefsel te zien gaf (tegenwoordig sederend). Overigens wordt bij de Grieken al onderscheid gemaakt tussen therapeutische en hygiënische massage.

Rome. Via Asclepiades wordt de massage vanuit Griekenland naar Rome gebracht. Er zijn beschrijvingen van Celsus en Galenus over handgrepen, dosering, lokalisatie en indicaties van de massage. Galenus was een Griek van geboorte en net als Hippocrates een medicus. In deze tijd ontstonden de eerste beginselen van de sportmassage, waarschijnlijk als gevolg van de gladiatorengevechten. In dit verband moet Oribasius (circa 400 voor Christus) genoemd worden. Ook hier wordt een onderscheid gemaakt tussen therapeutische en hygiënische massage; de sportmassage valt dan onder de hygiënische massage.

Na de val van het Romeinse Rijk (circa 500 na Christus) en tijdens de opkomst van het christendom is er weinig aandacht voor het menselijk lichaam. Dit heeft te maken met de filosofie van het christendom over de scheiding van lichaam en geest, waarbij het geestelijk aspect veruit het belangrijkste was. Het menselijk lichaam diende er slechts voor de ziel tijdens het aardse bestaan onderdak te geven.

Als de kerk zo rond 1500 geleidelijk aan invloed verliest, komen er weer vormen van mechanotherapie (waaronder de massage valt) naar voren. Hierbij hebben mensen als Galilei, Newton en in de zeventiende eeuw de Nederlander Boerhaave hun invloed doen laten gelden.

In 1700 verschijnt van de Fransman Tissot het geschrift *Chirurgische Gymnastiek*, waarin tevens een aantal voorschriften voor de massage staat. In feite betekent dit de herontdekking van de massage, hetgeen later nog versterkt zou worden door Franse artsen die in Egypte via Arabische geneesheren in contact komen met de massageopvattingen van Galenus en Hippocrates. Frankrijk blijft toonaangevend op massagegebied tot aan de opkomst van J.G. Metzger.

Zweden. Later (circa 1800 na Christus) zou de Zweed Per Henrik Ling zich in zijn werk, dat overigens meer op het gebied van de oefentherapie dan van de massage lag, op de geschriften van Galenus baseren en de massage nieuwe impulsen geven. Ling wordt de herontdekker van de massage genoemd. Hij is de oprichter van de medisch gerichte Zweedse gymnastiek. Door een verwonding aan zijn arm die hij bij het schermen opliep, kwam hij in aanraking met massage. Hij had gelezen dat dit een gunstige uitwerking op de genezing zou hebben, wat bij hem inderdaad het geval bleek. Daarom ging hij zich in de massage verdiepen. Hij schreef veel over dit onderwerp, doch bleef een theoreticus.

1.3 Dr. Johann Georg Metzger (1838-1909)

Dr. Metzger (Nederland) bracht de massagepraktijk in Nederland in de belangstelling. Hij had waarschijnlijk de werken van Ling (Zweden, 1776-1839), Tissot (Frankrijk, 1780), Behrend en Hildebrand (Duitsland, 1860) gelezen. Hij bereikte met zijn massage goede resultaten. Hij trachtte zijn werk geheim te houden en ging zelfs zo ver dat hij zijn handen verborgen hield door onder een laken te masseren. Hij heeft zijn praktijk uitgeoefend in onder andere Duitsland, Frankrijk, Zweden, Rusland, Amsterdam (in het Amstel Hotel) en Domburg (Zeeland), waar een standbeeld voor hem werd opgericht.

In 1868 promoveerde hij op de behandeling van een verstuikte voet (distorsio pedis), door middel van frictie. Deze methode, een frictie met duim of vinger op de pijnlijke plaats gedurende 15 tot 20 minuten, trok zo veel belangstelling dat Metzger de massage opnieuw onder Europese aandacht bracht. Metzger had bij deze behandeling geen bezwaar tegen bloeduitstortingen.

Hij trachtte tevens jicht (een stofwisselingsstoornis) te bestrijden met een houten hamer (het hamersysteem van Metzger). Iedere dag moesten de mensen hun buik met de hamer bekloppen om gehard te worden.

Metzger is in zijn opvattingen duidelijk beïnvloed door Franse ideeën. Overigens is hij niet alleen voor de ontwikkeling van de massage, maar voor de gehele fysiotherapie belangrijk geweest. Hoewel Metzger geen verklaring had voor de effecten van de massage, zijn zijn ideeën in wezen mechanisch te noemen. Later hebben mensen als Hoffa, Kirchberg, Cornelus, Zabludowski en Cyriax zich op Metzger gebaseerd.

Als indicatie kende Metzger posttraumatische en reumatische aandoeningen, jicht, spijsverteringsstoornissen, hypertensie, hartaandoeningen en de ziekte van Basedow.

Als handgrepen kende Metzger: effleurage, petrissage, tapotage en frictie. Overigens achtte Metzger voor de uitvoering van massage een zeer fijn tastgevoel en een goed inzicht omtrent abnormale verhardingen door ziekte en afwijkingen noodzakelijk. Hij begon zijn massagekuur altijd met een zeer lichte dosering en eindigde met een zeer hoge dosering. In geval van traumatische aandoeningen werd er meteen behandeld en niet eerst geïmmobiliseerd en hij ging ervan uit, dat de functie pas hersteld kon worden als de pijn verdwenen was.

Ondanks zijn geheimzinnige manier van werken werd de massage alom, ook in het buitenland, meer en meer toegepast. Dat resulteerde in het ontstaan van een aantal massagestelsels, waaronder de Duitse massagestelsels van Hoffa, Bum en Böhm.

Na een tijd ontstonden er meerdere massagestelsels, waarvan die van prof. Zabludowski wel een van de belangrijkste was. Zabludowski heeft vele proeven op het gebied van massage verricht. De onderzoeken en proeven werden ook op het gebied van de sport gedaan. Hier ligt het begin van het wetenschappelijk inzicht in massage, iets wat tot die tijd ontbrak.

Naast Metzger schreef Raoul Coste in 1906 een boekje getiteld: *Le Massage Sportif*.

Een aparte plaats wordt ingenomen door het 'pidjitten', een inlandse massage afkomstig uit Indonesië. Het pidjitten bestaat uit soepele knedingen met de vingers. Er bestaat geen theoretische fundering voor deze massagemethode, waardoor we deze tot de primitieve vormen van massage rekenen.

1.4 Verklaringsmethoden

Met name de laatste honderd jaar is men nieuwsgierig geworden naar de wijze waarop massage inwerkt op het lichaam. Parallel aan de ontwikkelingen op andere (voornamelijk medisch-biologische) wetenschappelijke gebieden zoekt men naar wetenschappelijke verklaringen voor de manier waarop massage het menselijk lichaam beïnvloedt.

Langzaamaan komt er zo een massagesystematiek. Kenmerkend is dat men in verschillende periodes steeds vanuit een bepaald wetenschappelijk idee de massage

benadert. Verschillende onderzoekers zijn (achteraf) bij verschillende 'denk'stromingen in te delen. Zo kent men de verschillende verklaringsmethoden:
- mechanische (Hoffa);
- reflectoire (Kirchberg);
- biochemische (Lange);
- psychologische;
- neurofysiologische (Russische onderzoekers).

Al deze onderzoekers probeerden vanuit een basisidee de werking van massage te verklaren. Via verschillende massagetechnieken probeerde men verschillende resultaten te bereiken.

Langzaamaan ontstond het besef dat het effect van de massage minder wordt bepaald door de variatie van de handgrepen, maar meer door de wijze waarop de handgrepen worden uitgevoerd. Een juiste techniek is van groot belang! Achtereenvolgens zullen de verschillende verklaringsmethoden worden besproken.

1.4.1 De mechanische verklaring (1850-1900)

In deze periode staat men tijdens de massagebehandeling niet stil bij de belevingswereld van de patiënt. Metzger vormde daarin geen uitzondering. Het is eenrichtingsverkeer, waarbij de behandelaar bepaalt wat er gebeurt; de patiënt blijft passief. Het effect is gekoppeld aan de handgreep, zonder inachtname van het soort weefsel (met name de pijnlijkheid en de gevoeligheid ervan). Tevens is het zo dat de behandeling wordt uitgevoerd op een spier, een verharding sec, zonder daarbij het totale lichaam(sdeel) te betrekken. Vandaar ook de term anatomische of chirurgische massage.

Hoffa en zijn verklaring van de effecten van de diverse handgrepen

Een belangrijke rol wordt gespeeld door Hoffa, chirurg te Würzburg en Berlijn, die in 1893 het boek Technik der massage schreef. Massagetechnieken, aldus Hoffa, dienen uit te gaan van de anatomie van het lichaam. De massage moest zich vooral richten op het bevorderen van de bloed- en lymfestroom. Hij geeft in zijn boek de lymfebanen aan met rode lijnen en de spierranden met blauwe lijnen. Hoffa werd hierdoor de bedenker van de anatomische massage en vond uit dat er een effect bereikt kon worden als de spieren omvat werden en vooral de spierranden gemasseerd werden. Hoffa onderscheidt vijf handgrepen, te weten:
• effleurage;
• petrissage;
• frictie;
• tapotage;
• vibratie.

Effleurage

Effleurages hebben volgens Hoffa de volgende drie effecten:

1 wrijvingswarmte

Hoffa verwijst hier naar datgene wat Berne (een wetenschapper uit die tijd) over wrijvingswarmte heeft verteld en leidt hieruit af dat alle warmte, die bij de effleurage ontstaat, wrijvingswarmte is. (Tegenwoordig weet men dat dit slechts gedeeltelijk waar is, omdat het grootste gedeelte van de warmteontwikkeling is terug te voeren op de hyperemie die ontstaat in arteriolen en capillairen. Het mechanisch denken laat echter nauwelijks ruimte voor beïnvloeding van het arteriële systeem.)

2 aanzuiging en voortstuwing in de veneuze circulatie

Hoffa stelde, dat door een strijking een voortstuwende of aanzuigende werking wordt uitgeoefend op vloeistof binnen de venen en de lymfevaten. Hij baseert dit op de resultaten van twee proeven, namelijk:
- proef van Von Mosengeil.

Deze nam een bak water en plaatste hierin een rubberslang. Daarna gaf hij een duim-over-duim-effleurage en zag in de slang een vloeistofstroom ontstaan. In dit geval gaat de vergelijking met het lichaam niet op, want er heerst geen atmosferische druk in het lichaam en er zit geen lucht in de bloed- en lymfevaten. Daarbij is de elasticiteit van deze vaten niet zo groot als die van de rubberslang. Wel neemt men aan dat over korte afstand bloed en lymfe mechanisch kunnen worden verplaatst. Men kan spreken van een aanzuigend effect van de stof naar de leeggestreken vaten tot zij weer gevuld zijn. Om een zo goed mogelijk druk-zuig-effect te bewerkstelligen is het wel noodzakelijk dat de handen goed aansluitend om de spieren worden gelegd.
- proef van Lassar.

In een lymfevat van een hondenpoot wordt een canule(buisje) gebracht, waardoor de lymfe het lichaam druppelsgewijs verlaat; door een effleurage veranderen de druppels in een vloeistofstroompje. De afgescheiden hoeveelheid was achtmaal zo groot als in rust. Lassar leidde hier uit af dat massage een aanzuigende werking had op de lymfe. Als men echter langer masseert, houdt de lymfestroom op, waardoor men aanneemt dat massage wel een voortstuwende werking heeft maar slechts op korte afstand. Bij oedeem, bijvoorbeeld bij ontstekingen, is het bovenstaande van groot belang. Door het oedeem wordt het weefsel van binnen uitgerekt. Door het geven van tegendruk van buitenaf krijgt men een verplaatsing van het vocht over korte afstand en daardoor tijdelijk een opheffing van de druk van binnenuit. Het weefsel kan zich hierdoor herstellen en het weerstandsvermogen van het weefsel zal toenemen. Bij oedeem moet het intermitterend drukken centraal begonnen worden om plaats te maken voor vocht aangevoerd vanuit de periferie. Tevens ontstaat er dan (reflectoir) een pijnvermindering.

3 depletie van vocht

Petrissage (kneding)

Een petrissage heeft volgens Hoffa de volgende twee effecten:

1 dehydratie (ontwatering van de spieren);
2 afvoer van vermoeidheidsstoffen.

Als bewijs voor het feit dat de kneding een grote rol speelt bij de afvoer van vermoeidheidsstoffen, voert Hoffa de proef van Zabludowski en de proef van Kirchberg op.

- Proef van Zabludowski.

Hij is een van de eerste mensen geweest die zich op een wetenschappelijke wijze heeft beziggehouden met de werking van massage door het uitvoeren van vele verschillende proeven. Na het leveren van een arbeidsprestatie zou men na vijf minuten massage bij dezelfde arbeid tot een grotere prestatie kunnen komen (bijvoorbeeld eerste keer 100 maal een gewicht heffen – vijf minuten massage – tweede keer 120 maal een gewicht heffen). Het is vrij dubieus dat een tweede prestatie in de praktijk groter zal zijn. Waarschijnlijk heeft Zabludowski alleen willen aantonen, dat de tweede arbeidsprestatie na massage beter is dan een tweede arbeidsprestatie zonder voorafgaande massage.

- Proef van Kirchberg.

Vijf minuten massage na een arbeidsprestatie gaf bij de tweede arbeidsprestatie een beter resultaat dan welke vorm van fysiotherapie ook. (Hij was een leerling van Zabludowski.)

Concluderend besluit Hoffa, dat massage een gunstige invloed heeft op een arbeidsprestatie. (Maar hiermee heeft hij nog niet aangetoond dat de vermoeidheidsstoffen, die zijn ontstaan bij de inspanning, door massage worden afgevoerd.)

Frictie

Het effect van een frictie is volgens Hoffa zuiver mobiliserend. Dit geldt met name voor spierverhardingen, die

Hoffa coagula (enkelvoud coagulum) noemt. Tegenwoordig gebruikt men het woord myogelose voor een lokale spierverharding. Hij wil deze verhardingen door middel van frictie fijn wrijven. Later zou dan ook aangetoond worden dat de verhardingen op een andere manier verdwijnen (zie onder andere Max Lange).

Tapotage

Volgens Hoffa heeft een tapotage twee effecten:

1 invloed op de totale circulatie

Ondanks het feit dat Hoffa puur mechanisch dacht, blijkt hieruit dat hij wel degelijk reflectoire invloeden ziet en accepteert.

2 het opwekken van zogenoemde idio-musculaire contracties

Hoffa vergelijkt het effect van de tapotage op de spier met dat van een klap op een elastiekje. Na de klap veerde het elastiekje terug en volgens Hoffa geeft massage bij de spier een zuig/perswerking, die tot een verbetering van de circulatie leidt.

Vibratie

Hoffa ziet bij de vibratie de volgende twee effecten, maar heeft ze nooit kunnen verklaren:

1 ontspanning;
2 invloed op inwendige organen.

Conclusies mechanische periode

Wat is er nu nog over van de mechanische verklaring?

1. wrijvingswarmte – dit is zeer gering;
2. voortstuwing/aanzuiging/depletie – bij de gratie van de kleppen is verplaatsing van lichaamsvocht over korte afstand mogelijk;
3. dehydratie – uitpersen van de spier geschiedt vooral in de derde fase van de kneding;
4. het mobiliseren van de diverse weefsels;
5. het bijkomende effect van de desquamatie (dit is het ontschilferen van de huid). Het doel hiervan kan zijn:
   - de onderliggende jonge huid activeren;
   - het activeren van talgafscheiding en zweetsecretie.

Algemeen

Mechanische handgrepen veroorzaken effect door:
- wrijving;
- druk;
- trek (mobiliseren van weefsel, bijvoorbeeld een litteken).

Bum, Böhm, Kleen, Cornelius, Raibmayer en Cyriax zijn allen artsen die meegewerkt hebben aan de acceptatie van de mechanische verklaring.

1.4.2 De reflectoire verklaring (vanaf circa 1915)

De volgende periode probeert de massage meer vanuit de prikkeling van sensibele zenuwen (gevoelszenuwen) te verklaren, veroorzaakt door de massage. In deze periode krijgt de algemene wetenschap inzicht in de werking van het zenuwstelsel. Dit heeft uiteraard zijn invloed op het denken over de verklaringen van de effecten van massage.

Tussen de mechanische en reflectoire verklaringswijzen zijn belangrijke verschillen aan te wijzen. Volgens de *mechanische verklaringswijze* greep de massage vooral aan op de venen en lymfevaten met als effecten: voortstuwing, aanzuiging en depletie. Er was koppeling van het effect aan de handgreep, zonder dat daarbij rekening gehouden werd met de pijnlijkheid en de spanning van het weefsel; de patiënt was meewerkend (lijdend) voorwerp. Het gevolg hiervan was een beperkt aantal handgrepen, dat via Metzger uit de Franse school afkomstig was.

De *reflectoire verklaringswijze* kent zijn aangrijping vooral op arteriolen (kleine slagaders) en capillairen (haarvaten, kleinste vertakking van de bloedvaten) met als effecten: dilatatie (verwijding van een bloedvat), hyperemie (toegenomen bloeddoorstroming) en permeabiliteitsveranderingen (permeabiliteit is de doordringbaarheid van de wand van een bloedvat). Deze effecten worden – naar de opvattingen van de 'reflectoire denkers' – verkregen doordat massage de sensibele zenuwen prikkelt. Deze geven de informatie door aan het centrale zenuwstelsel dat, op haar beurt, de verschillende effecten bewerkstelligt. Door de verbeterde doorbloeding in de spier en de toegenomen permeabiliteit zal de tonus (spierspanning) van de spier dalen en de eventuele pijn verminderen.

Bij de reflectoire verklaringswijze wordt *de toestand van de patiënt gekoppeld aan de handgreep;* er wordt rekening gehouden met de pijnlijkheid en spanning van het weefsel. De patiënt is het onderwerp. Gevolg: een groot aantal handgrepen, die via Kirchberg afkomstig zijn van Zabludowski uit de Russische school.

De reflectoire verklaring berust onder andere op de theorieën van Lewis en Ruhmann. Zij hebben erop gewezen dat de reflectoire inzichten niet kunnen worden gescheiden van de biochemische verklaring. Er zijn diverse theorieën over vaatverwijding die men zuiver reflectoir als volgt heeft trachten te verklaren: de massageprikkel treedt langs de sensibele zenuw via de achterhoorn het ruggenmerg binnen en stijgt op langs de centripetale banen naar het vasomotorisch centrum (medulla oblongata of verlengde merg). Van hieruit gaan zenuwvezels (nervus vagus) via de voorhoorn naar de grensstreng van de sympathicus, van waaruit weer zenuwvezels lopen naar de bloedvaten, waar de reactie plaatsvindt.

Kirchberg (massagehandgrepen), Storck, Van Veen, Müller, Kohlrausch (bindweefselmassage) en prof. Vogler (periostmassage) hebben allen hierover geschreven.

Kirchberg

In zijn *Handbuch der Massage und Heilgymnastik* (1926) stelt Kirchberg de volgende basisprincipes – die typerend zijn voor het reflectoire denken – op:
- de handgreep moet aangepast zijn aan het soort weefsel en de pathologie ervan, met andere woorden de handgreep hangt af van de pijnlijkheid, de gevoeligheid en de spanning (tonus) van een spier. Ten behoeve van deze aanpassing is er een groot aantal handgrepen nodig;
- men moet proberen een zo groot mogelijk effect te bereiken bij een zo gering mogelijke inzet van krachten. De behandelaar zal zo vermoeidheid voorkomen en zijn krachten kunnen verdelen over de behandeling en de hele dag (goede werkhouding);
- vermoeidheid van de behandelaar treedt minder snel op bij een grote afwisseling van handgrepen.

Op grond van deze principes ontwerpt Kirchberg veel verschillende handgrepen. Immers hoe meer handgrepen, des te beter kan men specifiek aangrijpen op een bepaalde lichaamsstructuur. Veel door Kirchberg ontworpen technieken vinden we nog in de moderne massage terug.

1.4.3 De biochemische verklaring (1920-1940)

Deze verklaringsmethode ging ervan uit dat er door de massage een aantal weefselprikkelstoffen ontstaat in het lichaam. De weefselprikkelstoffen kunnen effecten in het lichaam bewerkstelligen.

De biochemische verklaring (ook wel chemisch-biologische verklaring genoemd), baseert zich onder andere op de theorieën van Ebbecke. Hij heeft in 1923 de weefselprikkelstof histamine ontdekt in schaafwonden.

Zo probeerde een aantal wetenschappers een aantal effecten van de massage chemisch te verklaren. De belangrijkste vertegenwoordigers van deze richting, die ook wel de humorale verklaringswijze wordt genoemd, zijn dr. Max Lange en dr. Water Ruhmann.

Dr. Max Lange

De massagetheorie van Lange steunt op de onderzoekingen van onder anderen Schadé op het gebied van spierverhardingen.

Lange zag myogelosen (spierverhardingen) als een verandering in de toestand van de spiervezels. Voornaamste probleem was een melkzuuropeenhoping ter plaatse. Bij een spiercontractie ontstaan namelijk lactaat (melkzuur) en een aantal calorieën arbeidsenergie. Is de herstelfase van de spier te kort of wordt er te weinig zuurstof toegevoerd, dan ontstaan er chemische veranderingen in de spier. Door opeenhoping van lactaat zijn er meer waterstofdeeltjes vrijgekomen dan normaal. Deze waterstofdeeltjes worden door de eiwitten van de spiercel aangetrokken, waardoor er een myogelose ontstaat. Deze melkzuurconcentratie kon ontstaan door tocht, kouvatten, afkoeling, overinspanning, stofwisselingsziekten en infectiestoornissen.

Dr. W. Ruhmann, internist en neuroloog in Berlijn (1934)

Ruhmann constateerde twee effecten van massage:

1 pijnvermindering

Pijnvermindering door het vrijkomen van acetylcholine. Door het vrijkomen van acetylcholine tijdens de massage ontstaat er een prikkeling van de parasympathicus. Een te hoge prikkeling van de parasympathicus geeft een remmende werking van de pijngeleide orthosympathicus. Acetylcholine wordt echter ter plaatse weer afgebroken. In dit verband is de proef van Hoffa interessant. Hij nam serum uit het bloed van een proefpersoon vóór de massage en tien minuten na de massage. Beide sera werden bij andere proefpersonen in de huid geïnjecteerd. Bij personen die met het serum van ná de massage werden ingespoten, ontstond een 40 tot 50 procent grotere kwaddel en bovendien een bloeddrukverlaging en vermindering van het aantal witte bloedlichaampjes. Deze stof werkt remmend op het pijngevoel, dus werd via de massage de pijnvermindering op deze manier verklaard.

2 hyperemie

Inmiddels was aangetoond dat een ontspannende spiermassage een 10 keer grotere spierdoorbloeding ten gevolge had. Ook de stof histamine moet hier genoemd worden met een capillair verwijdende werking, wat ook een hyperemie tot gevolg heeft.

De effecten van de massage volgens de biochemische verklaring zijn, evenals de reflectoire verklaring:
- vasodilatatie;
- permeabiliteitsvergroting.

Tevens wordt als extra effect van de biochemische verklaring gegeven: herstel van het zuur-base-evenwicht in het lichaam. Gedeeltelijk komen de effecten van de reflectoire en biochemische verklaring overeen, echter de wijze waarop ze de effecten verklaren, verschillen van elkaar.

1.4.4 De psychologische verklaring

Een heel andere benadering is die van de groep mensen die van mening is dat massage alleen invloed heeft op de geest van de mens. Vanuit een door massage veroorzaakt vergroot gevoel van zich welbevinden worden de diverse verbeterde lichamelijke prestaties verklaard. Hoewel de geestelijke ontspannende inwerking van massage natuurlijk niet valt te ontkennen, lijkt de gedachte om uit deze ontspanning alle lichamelijke reacties te verklaren, enigszins achterhaald. Storck, een orthopeed te Berlijn, wees als eerste op de psychische invloed van een massage. Hij toonde tevens aan dat een spier ná een stimulerende massage twee- tot viermaal beter kan presteren dan vóór de massage. Zabludowski kwam tot dezelfde conclusie. Bij alle beschreven onderzoekingen ontstond een vaatverwijding, waardoor een vertraging in de bloeddoorstroming ter plaatse ontstaat, met als gevolg een verbetering van de uitwisseling van zuurstof en voedingsstoffen (brandstof) aan de éne kant en koolzuur en afvalstoffen aan de andere kant. Dit wordt ook nog eens bevorderd door de verhoogde permeabiliteit (doorlaatbaarheid) van de capillairwand. Volgens Storck is een massage van het actieve bewegingsapparaat (spieren) primair en wijst hij op de samenhang tussen de spieren en de huid, de spieren en de zenuwen en de spieren en de bloedvaten.

1.4.5 De neurofysiologische verklaring

Met name wetenschappers uit de Russische wereld, Setchnow, Sarhikow en Lekin hebben proeven genomen waaruit bleek dat inspanningen, verricht door het linker lichaamsdeel, effect hadden op de prestaties rechts en omgekeerd.

Massage kent een soortgelijk effect. Massage links heeft ook effect rechts, en vice versa. Zo werd proefondervindelijk vastgesteld dat massage van de grote spiergroepen gedurende 10 minuten het grootste effect op de prestatie heeft. Hierbij dienen dan de volgende handgrepen te worden toegepast:
- Intermitterend drukken
- Effleurages } 20%
- Petrissages 80%

1.4.6 De huidige verklaring van massage

Huidige wetenschappelijke inzichten neigen eerder naar een verklaring van de effecten van massage, die gebaseerd is op een combinatie van de verschillende hierboven beschreven verklaringsmethoden. Men gaat er hierbij van uit dat zowel de mechanische, reflectoire, chemisch-biologische en neurofysiologische verklaringen delen van de effecten verklaren.

Mechanische invloeden van de massage

De huid

Massage zal de verhoornde laag cellen van de epidermis (opperhuid) verwijderen (ontschilfering of desquamatie). Hierdoor zullen de dieper liggende cellagen beter functioneren: betere groei, warmteregulatie. Deze desquamatie wordt met name verkregen door wrijvende en strijkende handbewegingen. Daarnaast zullen de talg- en zweetklieren beter functioneren en zal de bloed- en lymfecirculatie worden verbeterd. Dit is van invloed op de warmteregulatie en de afvoer van overmatig vocht.

Een goed criterium om te bekijken of de huid gezond is, is de snelheid waarmee de huid na krachtig indrukken, weer de oude toestand inneemt. Bij druk op de huid zal namelijk een witte vlek ontstaan. Deze dient onmiddellijk te verdwijnen op het moment dat de druk verdwijnt, zonder een deukje in de huid achter te laten.

Blijft de witte vlek lang zichtbaar, dan is er sprake van een slechte huidcirculatie. Blijft er een deukje achter dan is er waarschijnlijk sprake van oedeem (vochtophoping).

Een gezonde huid is soepel, glanzend en elastisch en kan zonder problemen over de onderhuid worden verschoven. Via rekken, rollen en verschuiven van de huid kunnen littekens en huidverklevingen, zowel profylactisch (voorkomend) als curatief (genezend), worden behandeld. Eventueel zich in de huid ophopend vocht (oedeem) kan via intermitterend drukken worden verwijderd.

De gewrichten

Mechanisch rekken van gewrichten kan bij verklevingen van banden en kapsels een mobiliserende werking hebben. Een ongunstige invloed heeft massage op hydrops, dat wil zeggen vocht binnen het gewrichtskapsel. Massage geeft in dit geval zeker geen vochtvermindering, massage zou zelfs een toename van het vocht in het gewricht kunnen veroorzaken. Dit is dus een contra-indicatie voor massage.

De spieren

Via spierrollen, schudden, slingeren kunnen verklevingen van spierfascies (bijvoorbeeld na een immobiliserend trauma) worden bestreden. Rekkingen kunnen mechanisch de spierlengte beïnvloeden, bijvoorbeeld na een contractuur. Petrissages zijn ook van belang in verband met de dehydratie van de spieren. Tijdens inspanning ontstaat er een grotere spierdoorbloeding en ook een grotere vochttoevloed naar de spieren.

Zelfs acht uur na de inspanning zijn spieren nog 20 procent zwaarder dan in de normale situatie. Dit extra vocht geeft spierpijn en spierstijfheid. Petrissages kunnen dit vocht doen afvoeren.

Bloed en lymfevaten

Men kan via intermitterend drukken, kneden en strijken bloed en lymfe over een korte afstand voortstuwen. De aanwezigheid van kleppen in de aders verklaart dat het vocht niet terugstroomt.

Massage heeft geen invloed op het vetweefsel.

Reflectoire invloeden van de massage

Alle massagehandgrepen zijn mechanische prikkels die een reflectoire uitwerking hebben. Hoe groter de uitgeoefende druk, het aangegrepen oppervlak en hoe langer de tijd, des te intensiever is de reactie; met name Dethmers heeft de rol van mestcellen in deze duidelijk gemaakt. Mestcellen zijn in de huid en onderhuid gelegen cellen die zorgen voor de productie van histamine. Door de massage denkt men dat de mestcellen kapot gaan, waardoor de histamine vrijkomt. Deze stof heeft een verwijdend effect op de capillairen.

De ervaring heeft geleerd dat een *stimulerend, prikkelend* effect wordt bereikt via kortdurende, krachtige en dwars op het vezelverloop uitgevoerde handgrepen. Omgekeerd hebben langdurige, rustige en in de lengterichting uitgevoerde handgrepen een sederend, kalmerend effect.

Pijn

Pijn is een ingewikkeld verschijnsel. Waarschijnlijk veroorzaken stoffen als histamine de pijnsensatie. Daarnaast is pijn een subjectief gegeven. Massage heeft mogelijk op pijn een afstompend effect of wellicht speelt het vrijkomende acetylcholine hierbij een rol. In ieder geval kunnen langdurige fricties en vibraties tot een pijnvermindering leiden.

Spierspanning

Een van de meest voorkomende oorzaken van spier-spanning is nervositeit. Langdurig uitgevoerde handgre-pen werken spanningsverminderend.

Bloedvaten

Mechanische druk – dus ook massage – veroorzaakt reflectoir een hyperemie, doordat de capillairwand meer doorlaatbaar wordt. Een grotere doorbloeding van weefsel houdt in dat voedings- en afvalstoffen in grotere hoe-veelheden kunnen worden aangevoerd, respectievelijk afgevoerd. Dit bevordert in hoge mate het functioneren van het betreffende weefsel.

Zo stelde Prokop vast dat 15 tot 20 minuten na een massage van 3 tot 5 minuten lengte de grootste door-bloedingsintensiteit optrad. Dit is een belangrijk feit voor de sportmasseur in geval van een massage voorafgaand aan een sportprestatie. In dit verband is het nuttig te vermelden dat de doorbloeding van een orgaan, dus ook spieren en huid, afhankelijk is van twee factoren, namelijk:
- het aantal capillairen in het weefsel;
- de mate van 'openstaan' van de capillairen.

Primaire capillarisatie

Inspanning zal ertoe bijdragen dat reeds aanwezige capillairen zich zullen inschakelen bij de doorbloeding. Dit noemt men primaire capillarisatie: het opengaan van reeds aanwezige capillairen tijdens inspanning, waardoor de spier tijdens inspanning beter kan voldoen aan de gevraagde extra activiteit.

Massage kan een primaire capillarisatie veroorzaken. Op deze manier wordt in geval van een preactiviteits-massage de spier beter doorbloed. Dit betekent dat de spier beter op temperatuur is en dat de voedingsstoffen in grotere mate kunnen worden aangevoerd. Zo kan van een spier een grotere prestatie 'bereidheid' worden verwacht.

In geval van een postactiviteitsmassage zal een pri-maire capillarisatie ertoe bijdragen dat vocht en afval-stoffen in een verhoogd tempo kunnen worden afge-voerd. Zo zal er in de cellen en het milieu interieur sneller weer een toestand heersen die het optimaal functioneren van de cellen garandeert. Op deze manier verkrijgt men een sneller herstel van de sporter.

Secundaire capillarisatie

Men spreekt van secundaire capillarisatie als er door training nieuwe capillairen in gebruik worden genomen, dus bovenop de capillairen die gebruikt worden tijdens de primaire capillarisatie. Training, met name duurtrai-

ning, heeft op den duur invloed op het aantal capillai-ren dat ingeschakeld kan worden bij de doorbloeding.

Duurtraining maakt dat er nieuwe capillairen bijko-men. Deze secundaire capillarisatie duidt dus op het aantal capillairen dat eventueel tijdens de inspanning kan worden ingeschakeld om zodoende het bloed zo dicht mogelijk bij de cellen te brengen. Het is niet hele-maal duidelijk of duurtraining ertoe bijdraagt dat nieu-we capillairen worden aangemaakt, of dat training 'sla-pende' capillairen een impuls geeft zich in te schakelen bij de doorbloeding.

Chemische invloeden van de massage

Met name twee stoffen spelen een rol bij de chemische effecten van massage:
- histamine;
- acetylcholine (zie Ruhmann).

Sinds Dethmers is duidelijk dat mestcellen een belang-rijke rol spelen bij de chemische effecten van massage. Mestcellen behoren tot het reticulaire bindweefsel en komen met name in de huid voor. Het lijkt duidelijk dat massage het aantal mestcellen doet vermeerderen. Tevens is vastgesteld dat het grootste deel van de hista-mine door de mestcellen wordt geproduceerd en afge-geven. Zo ligt het voor de hand dat bij massage hista-mine vrijkomt doordat de mestcellen worden bescha-digd. De vrijkomende histamine heeft een verlagend effect op de tonus van de grote arteriolen. Op capillai-ren heeft histamine een verwijding en toename van per-meabiliteit als gevolg.

Voorts is het van belang te weten dat massage uiter-aard het zenuwstelsel kan beïnvloeden. Het gemaakte onderscheid tussen stimulerende en sederende massa-ge maakt dit ook al duidelijk. Volgens dr. Herxheimer, een Duitse academicus, werkte massage na het sporten ontwaterend op de verharde spieren. Het terugbrengen van het watergehalte van de spier na arbeid is volgens Herxheimer van groot belang, omdat hij verband legt tussen de hoeveelheid afgevoerde vermoeidheidsstof-fen en de hoeveelheid afgevoerd water. Door massage ontstaat een capillaire permeabiliteitsvergroting en een verhoogde afvoer van water en melkzuur door een ver-hoogde urineafscheiding (diuresevergroting). Een toilet dicht bij de massagetafel is dan ook geen overbodige luxe.

2 Inleiding in de sportmassage

2.1 Inleiding

De sportmassage heeft zich ontwikkeld uit de heilmassage. Onderzoekingen van Zabludowski ten aanzien van massage bij sportmensen hebben aan de ontwikkeling van de sportmassage bijgedragen. In de jaren twintig organiseerde het Nederlands Genootschap voor Heilgymnastiek en Massage een opleiding sportmassage. Voor die tijd kon iedereen een opleiding organiseren. Deze situatie duurde tot 1954, toen het Nederlands Genootschap voor Sportmassage werd opgericht door A.H. Drese en anderen. Behalve bij het NGS worden ook sportmasseurs opgeleid bij het Centraal Instituut voor Opleiding van Sportleiders (CIOS). Deze opleiding is echter gekoppeld aan die van sportleider.

Dankzij de inspanningen van het NGS werd in 1965, in samenwerking met de NSF, het ministerie van CRM, de Vereniging van Sportgeneeskunde en het Nederlands Genootschap voor Fysiotherapie, het NSF Sportmassage Bureau ingesteld, dat landelijke examens afnam en tevens het diploma Sportmassage NSF uitreikte.

Het NGS verzorgt niet meer zelf de opleiding van sportmasseurs. Deze opleiding wordt nu verzorgd door diverse particuliere, door het NGS erkende opleidingen die mogen opleiden voor het landelijk diploma NGS Sportmassage, dat eenmaal per jaar afgenomen wordt door het NGS.

Het NGS-diploma Sportmassage wordt sinds 1965 officieel erkend door het ministerie van VWS. Het beroep sportmasseur is uitgegroeid tot een specialisatie in de sportwereld. Zeker in de topsport, maar ook bij andere sportvormen is de sportmasseur bijna niet meer weg te denken. Vanaf 1970 is de organisatie van de landelijke examens weer in handen gekomen van het NGS. In 1983 is het Nederlands Instituut voor Sportgezondheidszorg opgericht (tegenwoordig het NISG – Nederlands Instituut voor Sport en Gezondheid). De NGS heeft zich bij dit overkoepelende instituut aangesloten. Vanaf 1985 heeft de NSF zich in praktische zin teruggetrokken uit de verantwoordelijkheid voor de examens en is het officiële diploma het NGS-diploma.

2.2 Definitie sportmassage

De definitie van sportmassage luidt als volgt: een complex van handgrepen, toegepast met de blote hand op de in principe onbedekte huid van de passieve gezonde sportbeoefenaar met het doel diens lichamelijke conditie te bestendigen, te verbeteren en/of de eventuele nadelige gevolgen van de sport weg te nemen of deze zo min mogelijk te doen voelen.

Verklaring van de definitie
In principe blote huid – dit, omdat de inwerking van de massage het beste is. Onder bepaalde omstandigheden is dit echter onmogelijk, bijvoorbeeld door:
- de accommodatie: koud, tochtig;
- te weinig tijd: tussen twee series in;
- schaamtegevoel.

Nadelen van massage op een beklede huid zijn
- de observatie is moeilijker;
- de palpatie is moeilijker;
- bepaalde handgrepen, zoals effleurages en huidgrepen kunnen niet uitgevoerd worden;
- optreden van huidirritaties en/of beschadiging, door de schurende werking van de kleding.

De gezonde sportbeoefenaar
De bevoegdheid van de sportmasseur ten aanzien van ongevallen en letsels beperkt zich tot het verlenen van eerste hulp. De behandeling van blessures dient te worden overgelaten aan daartoe bevoegde personen, zoals artsen en fysiotherapeuten op indicatie van een arts. Mede daarom dient de aanstaande NGS-sportmasseur na het behalen van het diploma de volgende verklaring te ondertekenen:

'Ondergetekende verklaart zich als sportmasseur (-masseuse) te zullen onthouden van het behandelen van posttraumatische en pathologische gevallen en is bekend met de voorwaarde, dat bij overtreding hiervan de bij het diploma voor sportmassage behorende licentie als sportmasseur (-masseuse) aan hem (haar) kan worden ontnomen.'

Doel van de sportmassage
Doel van de sportmassage kan drieledig zijn:
- preparatief – (voorbereidend) geestelijke en lichamelijke voorbereiding op een sportevenement;
- preventief – (voorkomend) dit vloeit voort uit onder andere het bewerkstelligen van een betere doorbloeding, een beter functioneren, een betere coördinatie en dergelijke, waardoor de kans op het ontstaan van blessures minder wordt;
- curatief – (genezend) het herstellen van de normale toestand na een zware inspanning. Het curatief werken van een sportmassage geldt voor een gezond

weefsel. Bijvoorbeeld voert een massage vermoeid-heidsstoffen (melkzuur) sneller af. Hierdoor wordt spierpijn voorkomen of sneller weggewerkt.

2.3 Indicaties

Een indicatie wil zeggen dat er reden is om tot behandeling (bijvoorbeeld massage) over te gaan. In het algemeen is de indicatie voor de sportmassage de gezonde mens. Nadere indicaties zijn spiervermoeidheid, spierstijfheid en spierpijn. Gezonde sportmensen hebben weliswaar een sportkeuringsbewijs, maar dat wil nog niet zeggen dat de sporter ook inderdaad gezond is, of door een sportmasseur gemasseerd mag worden.

Om te ontdekken of tot massage kan worden overgegaan en hoe de massage dient te worden opgebouwd, dient de sportmasseur eerst vooraf een onderzoekje af te nemen. Dit onderzoek bestaat uit drie onderdelen:
• informatie (anamnese);
• observatie (lichaamsinspectie);
• palpatie/functieonderzoek.
Voor een uitgebreide beschrijving van de anamnese en inspectie verwijzen wij naar deel 2 van dit boek (p.79).

2.3.1 Informatie

De vragen moeten direct in relatie staan met de massage-behandeling, dus niet: eet- en slaapgewoonten, maar: bent u al vaker gemasseerd, waarom, hoe vaak?

Vragen naar de algemene gezondheid
- Gebruikt u medicijnen?
- Voelt u zich gezond?
- Bent u onder behandeling van een arts? Enzovoort.

Vragen over de tak van sport
- Welke sport beoefent u?
- Beoefent u de sport recreatie- of prestatiegericht?
- Wat is uw afzetbeen, speelarm? Enzovoort.

Vragen over het te verzorgen lichaamsdeel
- Wat zijn de klachten?
- Wanneer is de klacht ontstaan?
- Waar zit de klacht precies?
- Waardoor is de klacht ontstaan?
- Bent u al eerder voor deze klacht verzorgd?
- Hoe vaak/wanneer/waarom?

Vragen omtrent het moment van massage
- Heeft u net gesport?
- Gaat u straks sporten?
- Wanneer heeft u gegeten?

Informatie alleen geeft onvoldoende zekerheid; immers de sporter kan u gewild of ongewild onjuiste informatie geven. Denkt u maar aan een sporter die bang is zijn plaats in het team te verspelen. Daarom dient u voor nadere informatie verder te gaan met de observatie.

2.3.2 Observatie (inspectie)

Observatie heeft tot doel met het oog afwijkingen te constateren op basis van een links-rechtsvergelijking van de diverse lichaamsdelen. Men onderscheidt:

Algemene inspectie
- houding, huidafwijkingen, omvangsverschillen links en rechts;
- beweging;
- reactie van de sporter (pijn?).

Lokale inspectie
- stand van de lichaamsdelen (standafwijkingen);
- aspecten van de huid (kleur/bloeding/zwelling/acne/littekens).

Let op de lichtval!

Na de observatie wordt het desbetreffende gewricht en/of de spier door middel van een speciaal functieonderzoek getest.

2.3.3 Palpatie/Functieonderzoek
Functieonderzoek

Functietests stellen de sportmasseur in staat om een spier c.q. een gewricht te testen. Dit is van belang:
- direct na een trauma; de sportmasseur kan door middel van functietests beoordelen welke spier of welk gewricht is beschadigd en hoe ernstig de blessure is;
- na een periode van herstel na een blessure; de sportmasseur kan door middel van functietests beoordelen of het gewricht of de spier voldoende is hersteld om een verantwoord advies te kunnen geven betreffende de sporthervatting.

Een *spier* wordt getest:
- op lengte;
- op kracht.

Een *gewricht* wordt getest:
- op actieve beweeglijkheid;
- op passieve beweeglijkheid.

De tests worden zowel links als rechts uitgevoerd, te beginnen met de gezonde zijde.

Palpatie

Palpatie is het met de vingers betasten van het lichaam met als doel het opsporen van:
- pijnpunten;
- verdikkingen/zwellingen;
- temperatuurverschillen;
- spierverhardingen (myogelosen);
- de hoogte van de spiertonus (spierspanning);
- huidverschuifbaarheid;
- huidoppakbaarheid.

Aandachtspunten bij de techniek van de palpatie:
- nooit op twee plaatsen tegelijk palperen met de rechter- en linkerhand;
- bij het ontdekken van een myogelose bij palpatie moet zowel in de lengte en in de breedte gepalpeerd worden om de grootte van de myogelose vast te stellen;
- palpeer van grote handvatting (meerdere vingers) naar een kleine handvatting. (Groot met name om een indruk te krijgen van de tonus van een spier, klein met name om een myogelose te lokaliseren.)
- temperatuur altijd met de handrug palperen;
- vergelijk altijd linker en rechter lichaamshelft (met dezelfde hand palperen).

Pas wanneer na functieonderzoek en palpatie geen contra-indicaties aan het licht zijn gekomen, mag de sportmasseur overgaan tot massage.

2.4 Contra-indicaties

Onder contra-indicaties verstaat men de redenen die aanleiding geven niet of slechts lokaal tot massage over te gaan. De contra-indicaties zijn onder te verdelen in:

2.4.1 Absolute contra-indicaties

1. Indien de toestand van de sporter zo slecht is, dat massage een extra belasting is.
2. Infectieziekten, virusziekten en infectueuze ontstekingen, die leiden tot koorts.
3. Ernstige circulatiestoornissen, bijvoorbeeld trombose.
4. Hartaandoeningen en een te hoge bloeddruk; massage kan in deze gevallen te belastend werken (overigens kunnen we mensen met dergelijke aandoeningen nauwelijks meer gezonde sporters noemen).
5. Tere huid.
6. Te heftige pijn (algemeen).
7. (Besmettelijke) huidziekten: eczeem, schubvorming.
8. Totale uitputting (na lange afstanden, atletiek, wielrennen en zwemmen).

2.4.2 Relatieve contra-indicaties

9. Verse huidlaesies/verse hematomen.
10. Fracturen.
11. Folliculitis pili (ontsteking van de haarwortelzakjes).
12. Direct na de maaltijd.
13. Uitputting van kortdurende inspanningen (sprint).
14. Menstruatie.
15. Zwangerschap.
16. Tegenzin van de sporter; massage kan extra geïrriteerdheid veroorzaken.
17. Lokale blessures: schaaf-, snij-, steek- en brandwonden, verstuikingen.
18. Oedeem – hevige pijn, lokaal.
19. Karbunkel (steenpuist).

Via de informatie, observatie, palpatie en functietests verkrijgt de sportmasseur voldoende gegevens om tot een besluit te kunnen komen al dan niet tot een massage te kunnen overgaan.

2.5 Factoren die de massage beïnvloeden

Indien de sportmasseur na de informatie, observatie, palpatie en functietests geen contra-indicaties heeft gevonden en kan besluiten in ieder geval tot een lokale massage over te gaan, dan is er een aantal factoren waarmee de sportmasseur rekening dient te houden bij de manier waarop hij zijn massage opbouwt.

Zo is de manier van masseren – denk hierbij aan het tempo, de druk, de keuze van de handgrepen, de duur – afhankelijk van de volgende factoren.

1. De sport die bedreven wordt.
2. Conditie sporter; 'slechte spieren' behoeven andere massage dan 'goede spieren'.
3. Psychische toestand: bij gespannenheid van de sporter kan de masseur een bron van irritatie zijn (relatieve contra-indicatie).
4. Aanwezigheid van contra-indicaties.
5. Beschikbare tijd:
   - één sportman binnen een half uur - algehele lichte massage;
   - 5 sportmensen binnen een half uur - korte lokale massage.
6. Accommodatie.
7. Weersgesteldheid: koud en warm weer (bij warm weer een minder intensieve massage).
8. Duur/intensiteit van de training: aërobe/anaërobe arbeid.
9. Tijdstip van de massage ten opzichte van inspanning.

2.6 Soorten sportmassage

Een van de meest belangrijke factoren die de massage beïnvloeden is het tijdstip van de massage ten opzichte van de sportprestatie. Dit is zo belangrijk dat men type massages indeelt naar dit criterium.
Zo onderscheidt men:

1 Activiteitsmassage
- preactiviteit (voor prestatie);
- interactiviteit (tijdens prestatie);
- postactiviteit (na prestatie).

2 Passiviteitsmassage
- bijvoorbeeld tijdens een blessurestop;
- of in het gesloten seizoen.

De verschillende soorten massages worden hieronder besproken.

2.6.1 Preactiviteitsmassage

Tijdstip: Voor de prestatie. Volgens Prokop geeft 3-5 minuten massage per spiergroep het beste doorbloedingseffect. Dit werkt dan 15-20 minuten na.
Doel: Betere doorbloeding van de weefsels; preparatief/preventief.
Tempo: Hoog.
Intensiteit: Laag.

Het doel is een zo groot mogelijke doorbloeding in de bij de sport meest gebruikte spieren te verkrijgen, een activering van de rustige sporter en een normalisering van de te gespannen sporter. De handgrepen die voor dit doel het best gebruikt kunnen worden zijn:
- *Intermitterend* drukken.
- Ter gewenning het gehele lichaamsdeel vervolgens *effleureren*, waarbij voorzover dat mogelijk is alle effleurages toegepast kunnen worden met een accent op de Reibungen. De volgorde van de effleurages is lengte, cirkelvormig, dwars.
- Voor de *knedingen* dienen soepele snelle knedingen gebruikt te worden, waarbij zowel lengte, tegengesteld cirkelvormige als dwarse knedingen aangewend mogen worden.
- *Schuddingen, walken* of *tapotements* kunnen tot slot toegepast worden. Bij de nerveuze sporter kiest men voor schudden. Tapoteren wordt gekozen wanneer de sporter te weinig geactiveerd is en dus gestimuleerd moet worden. Dus nooit schudden en tapoteren in een massage, het is of-of. Om een zo groot mogelijk oppervlak te bereiken in een gering tijdsbestek kunnen het beste grote oppervlakten gemasseerd worden en zoveel mogelijk met twee handen gelijktijdig bewerkt worden.

- Ook na de tapotements of de schuddingen eindigen met een *eindeffleurage*.

In het algemeen geldt:
- Accent aan het eind.
- 50-60% van de tijd aan knedingen (2-3 minuten per spiergroep).
- Met name veel dwarse knedingen toepassen.

Preactiviteitsmassage in het kort (stimulerend)
- Hoog tempo.
- Intermitterend drukken, één keer ter gewenning voor het gehele te behandelen gebied.
- Effleurage, daar waar mogelijk: Reibungen.
- Petrissage, alle vormen snel afwisselend.
- Tapotements, alle vormen die mogelijk zijn.
- Eindeffleurage.

Preactiviteitsmassage in het kort (sederend)
- Iets lager tempo dan stimulerend, maar sneller dan postactief.
- Intermitterend drukken, één keer ter gewenning voor het gehele te behandelen gebied.
- Effleurage, eveneens wat rustige Reibungen.
- Petrissage, allemaal mogelijk.
- Schudden/walken.
- Eindeffleurage.

NB Een goede warming-up blijft onvervangbaar!

2.6.2 Interactiviteitsmassage

Tijdstip: Tussen twee prestaties in, bijvoorbeeld in de rust of tussen twee series hardlopen.
Doel: Wegwerken vermoeidheidsstoffen (curatief) bijvoorbeeld in de rust of kort na een hardloopwedstrijd. Betere doorbloeding (preparatief, preventief) bijvoorbeeld een 1/2 uur voor de tweede serie.
Tempo: Vrij hoog of vrij laag.
Intensiteit: Vrij laag of vrij hoog. Beide afhankelijk van het relatieve moment van de massage ten opzichte van de prestatie.

Het doel en dus ook de opbouw van deze massage zal afhangen van het tijdstip waarop de massage toegepast wordt. In de pauze van een wedstrijd zal, mede gezien het geringe tijdsbestek, de behandeling voornamelijk bestaan uit soepele knedingen en wat schuddingen bij de meest belaste spieren. Tussen twee wedstrijden in, wanneer de massage gegeven wordt, zal de massage neigen naar een preactiviteitsmassage of zal hij neigen naar een postactiviteitsmassage. Dit is afhankelijk van het feit of de massage direct na de eerste activiteit(post) of vlak voor de tweede activiteit(pre) is.

2.6.3 Postactiviteitsmassage
Tijdstip: Na de prestatie. De duur van de massage dient circa 20-25 minuten te zijn, waarbij zoveel behandelingen gegeven worden tot alles normaal is. Ongeveer 30 minuten na de prestatie beginnen.
Doel: Afvoer/wegwerken van afvalstoffen en vocht (curatief/dehydratie).
Tempo: Laag.
Intensiteit: Hoog.
Postactiviteitsmassage
Ter dehydratie wordt begonnen met *intermitterend drukken van proximaal naar distaal*, waarna een *verbindende effleurage van distaal naar proximaal* wordt uitgevoerd. Bij de effleurage dienen de spierranden zoveel mogelijk omvat te worden om de afvoer maximaal te bevorderen (Hoffa). De meeste aandacht zal besteed moeten worden aan de *knedingen*. Alle knedingen kunnen in principe toegepast worden. Bij plaatselijke verhardingen worden, na het kneden, fricties toegepast. Eventueel kan op een frictiepunt ook een vibratie uitgevoerd worden. Schuddingen worden vervolgens toegepast in verband met een grotere ontspanning. Eindigen met een eindeffleurage.

In het algemeen geldt:
- Veel handgrepen in de lengterichting.
- Geen Reibungen en tapotements.
- Accent aan het begin.
- 70-75% van de tijd besteden aan knedingen.

Postactiviteitsmassage in het kort
- Laag tempo.
- Intermitterend drukken ter dehydratie van proximaal naar distaal.
- Effleurages: omvattend zowel lengte als dwars.
- Petrissages: omvattend zowel lengte als tegengesteld cirkelvormig als dwars.
- Frictie.
- Schudden en eindeffleurage.
- Eventueel: huidverschuivingen.

NB In geval van grote vermoeidheid de massage uitstellen. In geval van uitputting helemaal geen massage! (contra-indicatie).

2.6.4 Passiviteitsmassage
Passiviteitsmassage wordt toegepast op de sporter die tijdelijk zijn sport niet kan beoefenen, met als doel verlies van conditie zoveel mogelijk tegen te gaan. Aanvankelijk proberen we de spieren wat los te maken (vergelijk postactiviteitsmassage), later meer stimulerende massage, waarbij in principe alle handgrepen toegepast kunnen worden. Het is eigenlijk een algehele lichaamsmassage.

Wanneer in een opdracht niet vermeld wordt of het een stimulerende of een sederende massage moet zijn, zal de uitvoering van deze massage afhangen van de tastbare veranderingen van de sporter. Bij spanning vooral ontspannende handgrepen kiezen, bij te veel ontspannen spieren vooral stimulerende handgrepen kiezen.

Passiviteitsmassage in het kort
- Doorwerken, maar niet te snel.
- Intermitterend drukken ter gewenning en/of ontspanning.
- Alle effleurages.
- Huidhandgrepen: indien noodzakelijk.
- Alle petrissages.
- Frictie, indien noodzakelijk.
- Schudden of tapotements.
- Eindeffleurage

Een passiviteitsmassage kan ook worden toegepast in geval van overtraining; dit is een verstoring van het evenwicht tussen arbeid en rust. De sporter in toestand van overtraining geven we een algeheel sederende massage.

Verschijnselen van overtraining zijn
- Daling prestatie.
- Verminderde eetlust.
- Daling lichaamsgewicht.
- Slapeloosheid.
- Verhoogde bloeddruk.
- Snellere rustpols.
- Sneller vermoeid.
- Slechtere coördinatie.
- Geprikkelde stemming.
- Menstruatiestoornissen.
Massage alleen is echter onvoldoende bij overtraining!

SAMENVATTING
In het algemeen kan men stellen dat men de massage op twee manieren kan geven:
- stimulerend, waarbij de handgrepen worden toegepast die onder pre-activiteitsmassage genoemd worden;
- ontspannend, waarbij de handgrepen worden toegepast die onder post-activiteitsmassage genoemd worden.

2.6.5 Verzorgingsaspecten tijdens de massage

Let tijdens de massage op de volgende aspecten:
- zorg dat de sporter ontspannen ligt;
- dek de niet te masseren lichaamsdelen zoveel mogelijk af;
- zorg voor schone en korte nagels;
- draag geen ringen en/of horloge tijdens de massage;
- let op reactie van de sporter;
- zorg voor een apart handdoekje waaraan de sportmasseur zijn handen kan afvegen;
- zorg dat er geen transpiratiedruppels van de sportmasseur op de sportman vallen tijdens de massage;
- begeleid de sportman bij het van de bank komen na de massage.

2.7 Zelfmassage

De sporter masseert zich hierbij zelf. Dit heeft eigenlijk alleen zin als de sporter over een behoorlijke massagetechniek beschikt. De enige reden om zelfmassage toe te passen is de afwezigheid van de sportmasseur of als de masseur geen tijd heeft (bijvoorbeeld 11 spelers in de rust).

Voordelen
- Kan overal en op elk tijdstip toegepast worden.
- Sporter weet massageplaatsen zelf het beste.
- Sporter neemt alleen die handgrepen die hem/haar het beste bevallen.
- Kan afleiding voor de komende wedstrijd geven en daardoor ontspanning.

Nadelen
- Observatie/palpatie is niet objectief.
- Is inspannender – sporter komt minder tot ontspanning.
- Niet alle spieren/spiergroepen zijn bereikbaar.
- Kan een sleur worden waardoor het effect verloren gaat.
- Kan de concentratie nadelig beïnvloeden.
- Neiging kan bestaan om een eventuele contra-indicatie te masseren.
- Invloed van de sportmasseur wordt gemist.

2.8 De sportmasseur

Naast alle bovengenoemde beslissingen ten aanzien van de verzorging van de sporter, dient de sportmasseur rekening te houden met een aantal beroepsgevaren, zoals:
kouvatten - tochtige accommodatie;
massagekramp - lange tijd dezelfde handgreep;
rugklachten - bankhoogte en houding;
voetklachten;

besmetting - steenpuisten (na aanraking met puisten, huidaandoening: handen goed wassen).

In verband met het voorkomen van die beroepsgevaren zijn de volgende factoren van belang.

Dagindeling
- Zwaarste massage eerst uitvoeren (ook afwisselen zwaar-licht-zwaar enzovoort).
- Niet langdurig dezelfde handgreep.
- Niet na een maaltijd een zware massage geven.

Hygiëne
- Dragen van een witte jas, wit overhemd of T-shirt.
- Handen goed verzorgen, denk vooral aan de nagels.
- Ringen, horloges en polsbanden af.

Psychische factoren
Een goed sportmasseur moet empathisch zijn, dus goed kunnen luisteren en af en toe kunnen adviseren (zwijgplicht van de masseur). Hij/zij zal de sporter goed moeten kunnen aanvoelen.

2.9 Massagetussenstof

Dit is een stof die, opgebracht tussen de huid van de sporter en de hand van de masseur, tot doel heeft de intensiteit van de handgreep te verminderen of te laten toenemen, terwijl bij bepaalde tussenstoffen door chemische toevoegingen het hyperemie-effect wordt versterkt. De eisen die men aan deze tussenstoffen mag stellen zijn de volgende.

Tussenstoffen moeten:
- makkelijk te verwijderen zijn;
- neutraal van kleur en reuk zijn;
- steriel en niet aan bederf onderhevig zijn.

Tussenstoffen mogen niet:
- te snel in de huid doordringen;
- de huid afkoelen;
- de huid irriteren;
- een allergie veroorzaken (paraffine-eczeem).

Men onderscheidt:
• weerstandsverminderende tussenstoffen;
• weerstandsverhogende tussenstoffen;
• embrocations (hyperemiserend effect).

Weerstandsverminderende tussenstof veroorzaakt een daling van de intensiteit (mechanische) en kan toegepast worden bij een:

- desquamatieve behandeling, dat wil zeggen een
  behandeling met het doel de huid te ontschilferen;
- dunne atrofische huid;
- irritatie door beharing (gevaar voor folliculitis);
- stroeve huid.

Voorbeelden van weerstandsverminderende stoffen zijn olijfolie, paraffine, chemodol, biodermal, Nivea en speksteenpoeder.

Nadelen van weerstandsverminderende tussenstoffen zijn:
- vermindering van de tast;
- gevaar voor afglijden;
- vermindering van het waarnemen, bijvoorbeeld huidweerstand of lokaliseren van een myogelose.

Weerstandsvergrotende tussenstof veroorzaakt een stijging van intensiteit (mechanische) en kan toegepast worden bij:
- transpiratie van de sporter;
- transpiratie van de masseur.
Dit kunnen stoffen zijn als baby- of talkpoeder.

Nadelen van weerstandsvergrotende tussenstoffen zijn:
- verstoppen van huidporiën;
- geen juist zicht meer op dilatatie of constrictie.

Embrocation geeft een versterking van het hyperemiserend effect. Dit zijn stoffen die meestal zijn samengesteld op basis van alcohol, menthol, ammoniak, histamine of adrenaline. Embrocations wekken via de – chemische – basisstof een bepaalde lichamelijke reactie op. Meestal een vasodilatatie.
   Midalgan, Menthoneurin, Algesal, Sloane's balsem, Finalgon, Trafuril en brandewijn zijn een paar bekende embrocations.

Nadeel van embrocation:
- Ontregelt de normale vaatreactie!

Naast de mechanische en chemische kwaliteiten van de tussenstof, dient men rekening te houden met de psychologische invloeden van het gebruik van een tussenstof. Vaak verwacht de sporter dat een bepaalde tussenstof gebruikt wordt en heeft dit op voorhand al een ontspannende werking. Of juist omgekeerd!
   Een tussenstof in een flesje is meestal kouder dan de huid van de sporter. In verband hiermee dient de masseur nooit de tussenstof direct op de huid te sme-

ren. De tussenstof wordt altijd eerst op de handen van de masseur gedaan en een beetje verwarmd voordat de tussenstof op de huid van de sporter wordt aangebracht.

2.10 De massageruimte

Algemene eisen
Van belang is dat de omgeving rustig is. De grootte van de behandelruimte kan circa 10 m² zijn. Gewenst is ook een zodanige scheiding van andere ruimten dat een persoonlijk gesprek mogelijk is. Bij de keuze van de kleuren dienen sterke contrasten te worden vermeden. Het licht moet goed zijn (inspectie) maar niet verblindend (bij voorkeur indirect). De vloer moet 'warm' aanvoelen. Goede temperatuur-, lucht- en vochtigheidsregulatie moeten mogelijk zijn. Aanbevolen kamertemperatuur 22 graden Celsius, relatieve luchtvochtigheid circa 55%. In de werkruimte of onmiddellijke nabijheid dient een wastafel met warm en koud water te zijn. Door de wisseling van sporter en het daarbij noodzakelijke omkleden is een goede ventilatie vereist zonder dat dit de temperatuur verstoort. De temperatuur kan soms een probleem worden, omdat de masseur gekleed is en arbeid verricht, zodat hij het algauw te warm krijgt. Men moet er zorg voor dragen dat de sporter niet in de tocht ligt en ook niet zichtbaar is voor andere sporters. Direct contact of via een gordijn met andere cabines kan zeer hinderlijk zijn.

Elementaire hulpmiddelen
Een massagebank dient qua afmetingen circa 190 cm lang en 65 cm breed te zijn, terwijl de hoogte is aangepast aan de therapeut. Een goede massagebank is uiteraard een eerste vereiste voor een optimale behandeling. De laatste jaren zijn er in onderdelen te verstellen massagebanken, met speciale aanpassingen voor hoofd, benen enzovoort in de handel. Moderne massagebanken zijn in hoogte verstelbaar; opstapbankjes zijn dan niet meer noodzakelijk en de bank kan door meer collega's worden gebruikt. Over het algemeen zijn deze banken vrij kostbaar en hebben als voorwaarde dat men over een continu ingerichte ruimte kan beschikken.
   Een eenvoudiger en meer mobiele start kan worden gemaakt door de aanschaf van massagebanken in koffermodel. Tot de standaarduitrusting van een massagebank behoort een aantal kussens in verschillende maten, te weten een voetenrol, een hoofd- en buikkussentje alsmede schone lakens en handdoeken. In plaats van een laken wordt ook wel gebruikgemaakt van een aan de bank te bevestigen papierrol. Na elke behandeling

wordt het papieren laken verwijderd en door een nieuw vervangen. Ook gebruikt men wel een plastic folie om de bank en het laken te beschermen tegen schoenen. Ten slotte dient een stoel voor de sporter en een verstelbare kruk voor de masseur aanwezig te zijn.

2.11 Richtlijnen voor een masseur
In de loop der jaren is een aantal richtlijnen opgesteld die van belang zijn bij elke behandeling:
- verzorging van de handen van de masseur;
- de juiste werkhouding;
- de verzorging van de sporter.

2.11.1 Verzorging van de handen
Een behandeling moet bij voorkeur uitgevoerd worden met droge en warme handen. Excessieve eeltvorming belemmert in het algemeen een adequate uitvoering. Het is opvallend hoeveel aspirant-masseurs bij het oefenen van de handgrepen natte en koude handen hebben. Deze handicap is in de meeste gevallen slechts tijdelijk en wordt veroorzaakt door het feit dat men niet gewend is intensief met de handen te werken. Van groot belang is dat de handen goed geoefend worden. Men moet dan ook dagelijks de massagehandgrepen oefenen. In de meeste gevallen is het raadzaam handoefeningen uit te voeren. De handen dienen zo snel mogelijk te wennen aan de kracht die de handmusculatuur moet leveren. Vooral door het uitvoeren van strijkingen en knedingen ontstaat een harmonisch evenwicht in de circulatie van de hand, waardoor overmatige transpiratie snel minder wordt. Overmatig zwetende handen zullen in de regel niet meer voorkomen. Door het oefenen verdwijnt ook de eeltvorming. De huid van de handen wordt wat weker en gevoeliger, hetgeen onder meer tot gevolg heeft dat bij ruwe werkzaamheden als zagen en timmeren in de handen snel blaren optreden.

Door het oefenen worden ook de spieren krachtiger en iets dikker, wat tot gevolg heeft dat het knokige karakter van de hand minder wordt. Een veelvoorkomende en vooral in de beginperiode lastige bijkomstigheid is het feit dat de handgewrichtjes stram en stijf zijn. De vingers kunnen niet goed worden gestrekt en de pols kan ook niet voldoende gebogen of gestrekt worden. Veel oefenen om de pols-, hand- en vingergewrichten los te krijgen is dan ook noodzakelijk. Enige oefeningen voor dit doel zijn de volgende:
- spreiden en sluiten van de vingers;
- de vingers krachtig strekken en afwisselend een vuist maken;
- de vingers van de ene hand spreiden en die tegen de vingers van de andere hand zetten en dan strekkend veren;
- met de ene hand de vingers en de pols van de andere hand krachtig dorsaalwaarts flecteren;
- de onderarmen op de tafel leggen en de handpalmen met gestrekte vingers tegen elkaar leggen;
- de duim en wijsvinger van de ene hand tegen de duim en wijsvinger van de andere hand plaatsen en met verende rekkingen de spreiding tussen duim en wijsvinger vergroten.

Soms is de bewegingsomvang in de metacarpofalangeale gewrichten vergroot, zodat bij kneden of frictioneren, en in sommige gevallen bij strijken, de vingers als het ware 'doorklappen' (overstrekken). Oefeningen gericht op versterking van de flexoren van de hand en vingers zijn dan ook noodzakelijk. Men kan oefeningen met *bouncing putty* of weerstandsoefeningen van de vingerbuigers uitvoeren. Dit geldt op analoge wijze voor de duimflexoren.

De nagels mogen vanzelfsprekend niet lang zijn, daar anders de kans bestaat de huid van de patiënt te beschadigen en pijn te veroorzaken. Het is een dwingende eis dat steeds de grootste reinheid van de handen in acht wordt genomen en geen ringen, polshorloge en dergelijke worden gedragen.

2.11.2 De juiste werkhouding
Indien de masseur staande behandelt, zal hij om begrijpelijke redenen goed schoeisel moeten dragen. Een half uur op nagenoeg dezelfde plaats staan geeft bij slechte schoenen op den duur voet- en beenklachten.

Hieronder volgen een paar richtlijnen voor een juiste werkhouding.
- De voeten moeten zoveel mogelijk gelijk belast worden. Men moet vermijden op één been te staan, hangend tegen de tafel.
- De voeten kunnen het best in de richting worden geplaatst waarin men masseert, dus waarin de kracht wordt uitgeoefend. Bij een behandeling in dwarse richting ten opzichte van de massagebank is dat niet zo'n probleem: de voeten wijzen dan met de tenen naar de massagebank. Wanneer in de lengterichting wordt gewerkt is dit moeilijker, bijvoorbeeld bij een lengtekneding van het bovenbeen of de rug. De voeten dienen dan voor elkaar geplaatst te worden (schredestand), min of meer in de lengterichting van de massagebank. Verplaatsing van het zwaartepunt van het

lichaam speelt hierbij een rol. Beide benen moeten zoveel mogelijk gelijk belast worden. Het te behandelen lichaamsdeel moet zich daarbij zo dicht mogelijk bij de masseur bevinden, dus aan de rand van de massagebank, zonder de uitgangshouding geweld aan te doen.

- Bij te ver verwijderde lichaamsdelen moet de masseur aan de andere kant van de massagebank gaan staan, om de rug niet overmatig te belasten door vooroverbuigen.
- De knieën dienen lichtgebogen te zijn, teneinde het gewicht musculair op te vangen of het eigen lichaamsgewicht te kunnen gebruiken, bijvoorbeeld bij strijkingen. Torsie in de knie dient te worden vermeden; de knieën moeten dus evenwijdig en in dezelfde richting staan als de voeten.

Ook zal de hoogte van de massagebank zorgvuldig moeten worden bepaald. De minste inspanning van de kant van de masseur wordt vereist wanneer het te behandelen lichaamsdeel zich ongeveer op de hoogte bevindt van het midden van de onderarm. Bij diepe strijkingen, lokale drukkingen en fricties met vingertoppen of duimen moet erop gelet worden dat er geen overstrekkingen van de handgewrichtjes optreedt. Op de lange duur kunnen hierdoor ernstige problemen ontstaan. Beter is het de gewrichtjes met actieve spierkracht in een lichte flexiestand te houden.

2.11.3 De sporter

De sporter moet in het ideale geval in de gelegenheid zijn zich afgezonderd te verkleden. De masseur moet in de buurt zijn om eventuele hulp te verlenen. De masseur dient zorg te dragen voor een zo ontspannen mogelijke uitgangshouding, waarbij ondersteuning met kussens en/of rollen noodzakelijk kan zijn. Het(de) aangrenzende lichaamsdeel(lichaamsdelen) moet(en) met een handdoek worden afgedekt, hetzij om afkoeling te voorkomen, hetzij om hygiënische redenen.

3 Massagehandgrepen

In dit hoofdstuk zullen de massagehandgrepen theoretisch beschreven worden, waarbij de volgende aspecten steeds naar voren zullen komen:
• technische beschrijving;
• doel;
• te bereiken weefsel;
• verschillende vormen.

3.1 Intermitterend drukken

Technische beschrijving
Met twee handen loodrecht op de huid drukken, druk even vasthouden en dan weer geleidelijk loslaten. Vingers goed aangesloten houden en de tijd van de druktoename is gelijk aan de tijd van de drukafname. Handen over de huid een klein stukje verplaatsen en opnieuw doen.
Doel
- Wederzijdse oriëntatie van cliënt en masseur.
- Indruk krijgen van het weefsel.
Weefsels
- Huid, onderhuid, spieren.
Vormen
- Beide handen tegelijk.
- In lengterichting.
- In dwarse richting.
Bijzondere vorm
Alleen voor de ledematen geldig.
Intermitterend drukken te beginnen proximaal in de ledemaat, drukken richting bot en een beetje richting de romp. Eén keer verplaatsen naar beneden, handgreep idem. Dan weer opnieuw proximaal beginnen en twee keer verplaatsen naar distaal. Herhaal deze manoeuvre zodanig dat de gehele ledemaat gedaan is. Eindig met een eindeffleurage. Doel: Depletie van vocht uit de weefselspleten.

3.2 Effleurage (strijkingen)

Technische beschrijving
Het heen en weer verplaatsen van de aangesloten handen of vingers over de huid, waarbij tijdens één fase druk wordt gegeven en tijdens de andere fase onder huidcontact wordt terugbewogen. Bij huideffleurages dient men het gekozen vlak te handhaven; de effleurage dient over het gehele vlak gelijkmatig te worden uitgevoerd.

Bij spiereffleurages dient de gehele spier van origo tot insertie te worden behandeld.
Doel
- Opwekken van hyperemie.
- Ontspanning, pijnvermindering.
- Depletie (ook lymfevoortstuwing).
- Desquamatie (ontschilfering).
Weefsels
- Huid, onderhuid, spieren.
Vormen
- Tweehandig: lengte, cirkelvormig, dwars, hand over hand, duim over duim en bracelet (armbandvormig).
- Eenhandig: lengte – volle hand, handwortel, duimmuis, pinkmuis.
Bijzondere vormen
- Reibungen: onder andere Plattgriff, Harkengriff, Harkengriff-zigzag.
- Frotteren: wrijven met ruwe handdoek.
- Sciage: (op ledematen met pinkzijde van de handen).
- Walken: (op ledematen rollende beweging van spieren).

3.3 Petrissages (knedingen)

Technische beschrijving
De petrissage is de handgreep die qua tijd het langst wordt toegepast tijdens een massage. Door de intensiteit van de handgreep kun je met de petrissage ofwel de spierdoorbloeding stimuleren (stimulerende massage), ofwel de spier ontdoen van vocht (ontstaan na activiteit), het zogenoemde 'ontwateren' van de spier (bij ontspannende massage na een activiteit).
Bij het uitvoeren van de petrissage letten op de volgende aspecten:
- huid olievrij maken;
- er moet duidelijk een druk- en rustmoment aanwezig zijn;
- niet knijpen;
- niet verschuiven over de huid tijdens drukmoment;
- goed het spierverloop volgen.
Doel
- Dehydratie (ontwateren van de spier).
- Opwekken van hyperemie.
- Mobiliseren (losmaken) van de spier.
- Tonusnormalisering.
Weefsels
- Spieren.
Vormen
- Omvattende petrissage:
  • tweehandig: cirkelvormig, dwars, tanggreep, hand na hand;
  • eenhandig: lengte, cirkelvormig, dwars.

Overzicht van de massagehandgrepen

HANDGREEP	DOEL	UITVOERING	WERKING	TE BEHANDELEN WEEFSEL
Intermitterend drukken	- Wederzijdse oriëntatie - Depletorisch, mogelijk dehydrerend	rustig, systematisch omsluitend	geen bepaalde mechanisch	huid, onderhuids bindweefsel, spierweefsel
Effleurages	- Opwekken van hyperemie - Ontspannend - Voortstuwing van bloed en lymfe	krachtig langdurig, rustig in de lengterichting rustig, krachtig, volledig aangesloten, en bracelet hand over hand	reflectoir/biochemisch reflectoir/psychisch mechanisch	huid, onderhuids bindweefsel, spierweefsel
Petrissage	- Dehydratie - Opwekken hyperemie - Ontspannen, c.q. kalmeren	krachtig, rustig tempo krachtig, dwars soepel, rustig, lengterichting	mechanisch reflectoir/biochemisch reflectoir/psychisch	voornamelijk spierweefsel
Huidtechnieken	- Mobiliseren van de huid - Opwekken hyperemie	rustig, intensief zo snel als de soepelheid van het weefsel toelaat	mechanisch reflectoir/biochemisch	huid en onderhuids bindweefsel
Botverschuiven	- Mobiliserend	krachtig, rustig	mechanisch	middenhands- en voetbotjes
Frictioneren	- Opwekken hyperemie - Mobiliserend - Bestrijding van spierverharding	krachtig, cirkelvormig krachtig, cirkelvormig krachtig, cirkelvormig	reflectoir/biochemisch mechanisch biochemisch	aanhechting van spieren, spierweefsel, spier-peesovergang, periost
Schuddingen	- Ontspannend - Mobiliserend	rustig rustig	reflectoir mechanisch	spierweefsel
Tapotements	- Opwekken hyperemie in de spieren - Opwekken hyperemie van de huid	hakkingen, kloppingen slaan	reflectoir reflectoir/biochemisch	huid en onderhuids bindweefsel, spierweefsel
Vibreren	- Ontspannend	rustig	reflectoir	spierweefsel

NB *battre à l'air comprimé* voornamelijk voor sputummobilisatie.

- Vlakke petrissage:
  • eenhandig: handwortel, vingers, duimmuis, pinkmuis.

Bij de omvattende petrissage wordt de spier opgelicht van zijn oorspronkelijke plaats en in de hand gekneed, terwijl bij de vlakke kneding de spier wordt uitgedrukt tegen de onderlaag (bot bijvoorbeeld).

3.4 Huidtechnieken

Technische beschrijving
Huidtechnieken worden alleen op de achterzijde van de romp toegepast. De huid wordt met beide handen tussen vingers en duim geplooid en verschoven van caudaal naar craniaal. Ook het plukken van de huid met een hand is mogelijk, waarbij een klein stukje huid tussen wijsvinger en duim opgenomen wordt ten opzichte van de onderlaag.
Doel
- Mobilisering van de huid (verklevingen ten opzichte van de onderhuid, littekens).
- Hyperemiseren van de huid.
Weefsels
- Huid en onderhuid van de dorsale zijde van de romp.
Vormen
- Huidrollen (duizendpoot): lengte en dwars.
- Huidverschuiven:
  • Harmonika–griff;
  • Harmonika–griff in S-vorm.
- Huidplukken.
- Huidknedingen.

3.5 Fricties

Technische beschrijving
Een kleine verharding in een spier (myogelose) wordt door middel van vinger(s) of duim onder druk gezet. De vinger maakt, met een constante druk, een kleine cirkelvormige beweging, waarbij men niet over de huid verplaatst. Ook kan men de frictie toepassen op ligamenten of pezen, waarbij men dwars over de ligamenten of pezen masseert (dwarse frictie). Dit mag lichtgevoelig zijn als men de dwarse frictie uitvoert.
Doel
- Myogelose verminderen.
- Mobilisering.
- Hyperemiseren.
Weefsels
- Spierweefsel, spier-peesovergang, periost.

Vormen
- Wijs- en middelvinger.
- Middelvinger, geflankeerd door wijs- en ringvinger.

3.6 Tapotage

Technische beschrijving
Het weefsel beïnvloeden met hakken, kloppen en slaan, waarbij er een zeer kort aanrakingsmoment is, in een hoog, regelmatig tempo.
Doel
- Hyperemisering.
Weefsels
- Spierweefsel, huid.
Vormen
- Hakken (met ulnaire zijde handen):
  • gespreide vingers;
  • pink afstaand;
  • opeenvallende vingers;
  • gesloten vingers.
- Kloppen:
  • halfgesloten vuisten;
  • gesloten vuisten;
  • volle handen.
- Slaan:
  • supinerende waaierslag;
  • pronerende waaierslag.
Bijzondere vorm
- *Battre à l'air comprimé* bij mensen met overmatige slijmproductie.

3.7 Schuddingen

Technische beschrijving
De spieren worden, direct of indirect, in een rustig tempo in horizontale heen en weer gaande beweging gebracht. De spierbeweging moet een zo groot mogelijke amplitude hebben. Deze handgreep wordt alleen toegepast op het been en de arm.
Doel
- Spanningsvermindering.
- Mobilisering.
- Pijndemping.
Weefsels
- Spieren.
Vormen
- Direct: Hand wordt op de spier gelegd en horizontaal geschud.

- Indirect: De spier wordt geschud door het dichtstbij-
zijnde gewricht te omvatten en via dit gewricht de
spier in beweging te brengen.

3.8 Vibreren

Technische beschrijving
Hierbij wordt de gespreide hand op de huid gelegd en
vindt onder hoge frequentie een op- en neergaande
beweging plaats. De gegeven druk is licht en de bewe-
gingsuitslag klein.
Doel
- Spanningsvermindering.
- Pijndemping.
Weefsels
- Spieren en zenuwstelsel.
Vormen
- Met vlakke handen.
- Met vingertoppen.
- Eventueel met een apparaat.

3.9 Botverschuivingen

Technische beschrijving
Hierbij wordt een botstuk ten opzichte van een naast-
gelegen botstuk verschoven.
Doel
- Mobilisering.
- Spanningsvermindering.
Weefsels
- Middenhands- en middenvoetsbotjes
- Patella.
Vorm
- Pak met iedere hand een botje vast en beweeg dit op
en neer ten opzichte van elkaar.

4 Massage van de rug

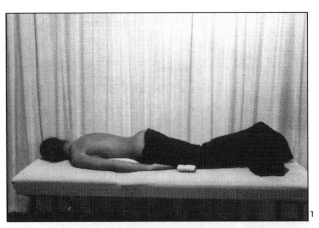

Uitgangshouding (foto 1)

Buikligging, de armen langs het lichaam, met handpalmen naar boven en de handen onder de heupen. Voeten op de voetenrol, opgerolde handdoek onder de benen net boven de knieschijven. Zo nodig een klein kussentje of handdoek onder de buik.

Intermitterend drukken

1. Handen in lengterichting van de romp plaatsen, aan weerszijden van de wervelkolom (foto 2).
2. Handen dwars ten opzichte van de wervelkolom plaatsen, aan één zijde van de wervelkolom (foto 3).
3. Handen dwars ten opzichte van de wervelkolom, met iedere hand aan één zijde van de wervelkolom (foto 4).

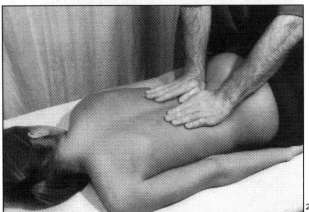

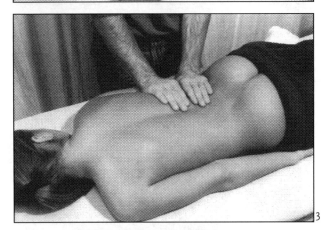

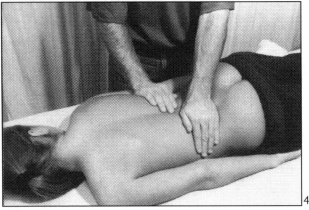

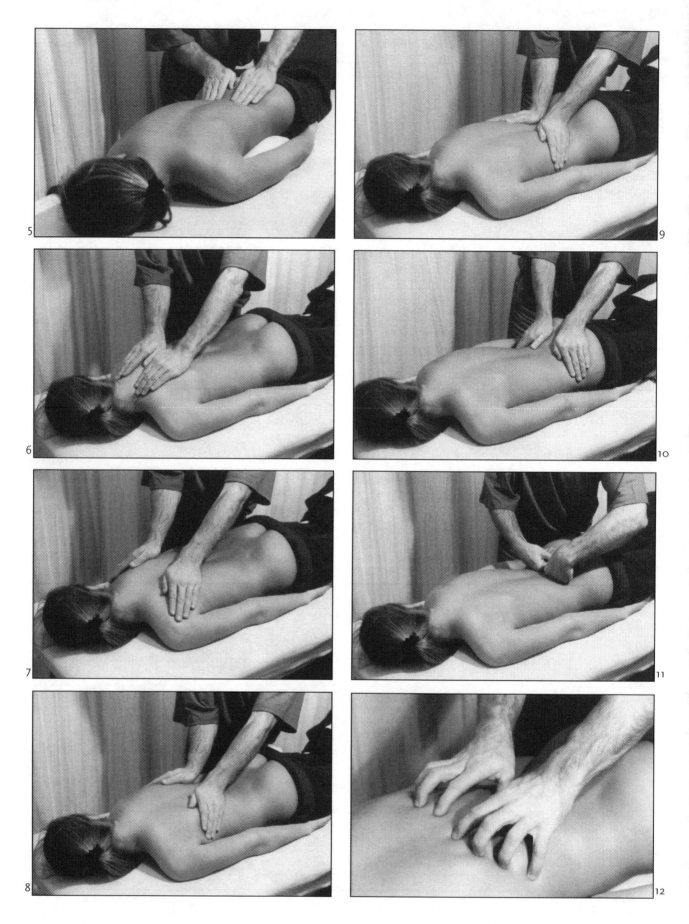

Effleurages

Tweehandige lengte-effleurage

1. Van onder de bekkenrand tot aan nekgedeelte met druk omhoog, onder huidcontact zonder druk weer terug (foto 5 + foto 6).
2. Idem 1, nu eindigen op de schoudertop (foto 7).
3. Idem 1, nu eindigen bij de okselstreek (foto 8).
4. Idem 1, nu eindigen in de flank (foto 9).
5. Idem 1, nu direct langs bekkenrand (foto 10).

Reibungen (forse effleurages)

6. Met rugzijde van de vingers (Plattgriff) van bekkenrand tot aan nekgedeelte; daar aangekomen slaan de handen om en gaan zonder druk over de huid weer terug (foto 11). Variaties zoals beschreven bij 2, 3, 4 en 5.
7. Plattgriff omhoog, Harkengriff terug; zowel heen als terug met druk. Bij Harkengriff staan de vingertoppen loodrecht op de huid en is het laatste kootje gebogen (foto 12). Variaties zoals beschreven bij 2, 3, 4 en 5.
8. Plattgriff omhoog, Harkengriff zigzag terug. Variaties zoals beschreven bij 2, 3, 4 en 5.
9. Met de duimmuizen de lange rugstrekkers effleureren (foto 13).
10. Met de duimen de lange rugstrekkers effleureren (foto 14).
11. Uitstrijken van de tussenribsruimten. Masseur staat aan het hoofdeinde en zet de vingertoppen naast het schouderblad in de tussenribsruimte en strijkt dit uit naar de flanken (foto 15).
12. Duim over duim van de lange rugstrekkers. Plaats de handen zodanig dat de toppen van de wijsvingers elkaar raken maar de handen schuin uit elkaar staan. De duimen liggen achter elkaar, strijken om beurten de lange rugspier uit en gaan over de andere duim weer naar achteren (foto 16 en 17).

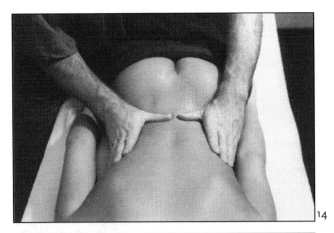

14

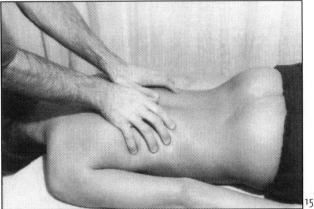

15

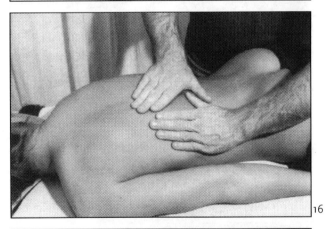

16

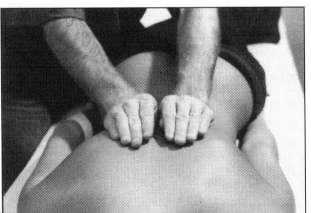

13

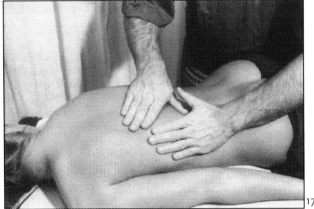

17

35

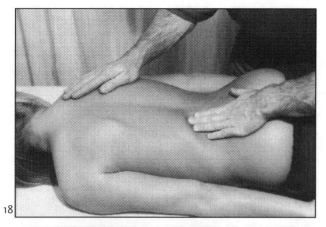

18

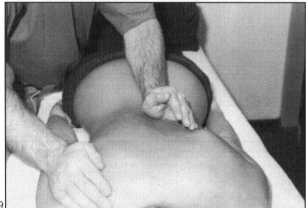

19

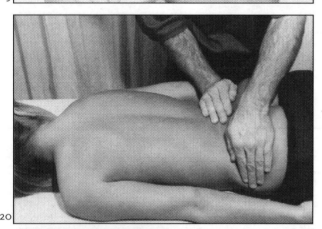

20

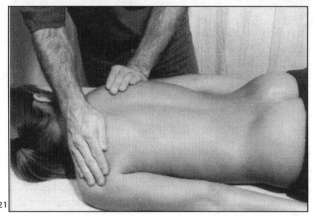

21

Eenhandige lengte-effleurage

13. Eénhandige lengte van de lange rugstrekker. De andere hand houdt altijd contact met de huid.
    - Met handpalmzijde (foto 18).
    - Met pinkmuis (foto 19).
    - Met duimmuis.

    Andere spieren op de rug die éénhandig uitgestreken kunnen worden:
    - m. supraspinatus (vingertoppen, handpalm);
    - m. infraspinatus (vingertoppen, handpalm);
    - m. rhomboideus (vingertoppen, handpalm).

Tweehandige cirkelvormige effleurage

14. Tweehandig gehele rug of kleiner deel van de rug. Maak met beide handen een binnenwaarts circulerende beweging, waarbij ze op het midden van de rug steeds passeren (foto 20, 21 en 22).

Tweehandige dwarse effleurage

15. Handpalmzijde. Eén hand op de linkerflank, andere hand op rechterflank en dan tegen elkaar in bewegen. Langzaam omhoog verschuiven (foto 23).
16. Plattgriff. Zie verder 15 (foto 24).

Eenhandige dwarse effleurage

17. De flank met de dwarse hand uitstrijken richting de oksel. De hand via de oksel supinerend wegdraaien (foto 25 en 26).

Knedingen

Tweehandige knedingen

1. De lange rugspieren (m. erector trunci) (foto 27). De druk wordt met de handwortel gegeven in dwarse richting.
2. Vingerkneding met beide handen van de lange rugspieren. De vingers drukken de spier tegelijk richting wervelkolom (foto 28).
3. Cirkelvormige vlakke kneding van de brede rugspier (m. latissimus dorsi). Zet de beide handen op de spier iets uit elkaar. De handen maken om de beurt een soort draaibeweging naar binnen, waarbij de spier tegen de onderlaag wordt uitgedrukt (foto 29). Langzaam verplaatsen we de handen naar de oksel, totdat we deze spier goed kunnen omvatten en gaan we naar kneding 5.

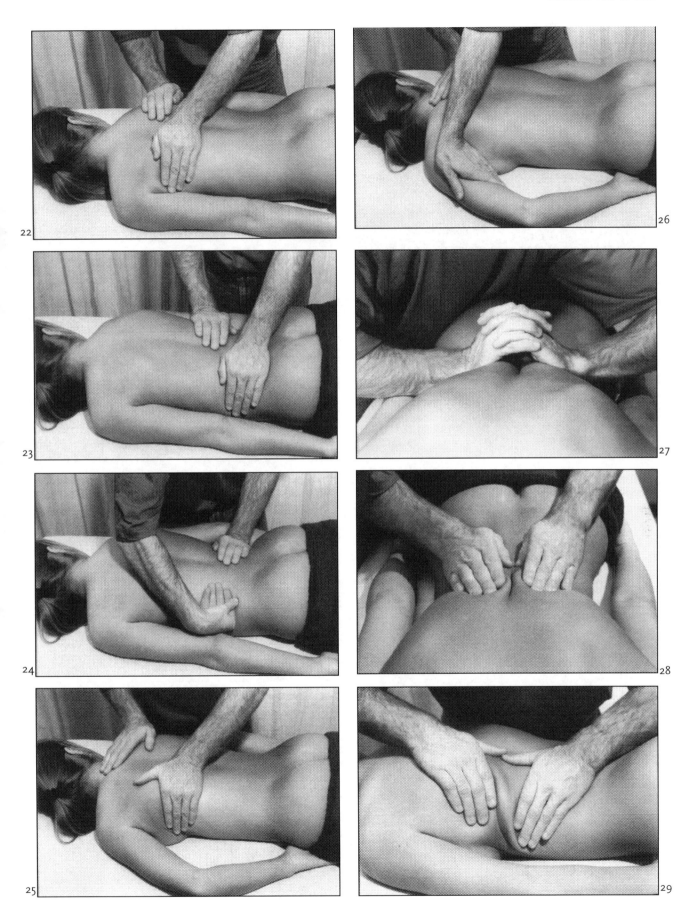

4. Dwarse omvattende kneding brede rugspier (foto 30 + 31). Beschrijving als bij kneding van de bil (nr. 7 op p.58).

5. Dwarse omvattende kneding monnikskapspier (m. trapezius pars descendens). Uitgangshouding zie foto 32.

Als het doel van de massage vooral is om de monnikskapspier te masseren dan is het beter om de cliënt zittend te masseren met het hoofd gesteund op een rol (zie verder de beschrijving bij de massage van de schoudergordel en nek, p.76). Echter om bij de massage van de rug toch de monnikskapspier mee te kunnen nemen is het zinvol de cliënt met het hoofd op de handen te laten steunen om zo een betere ontspanning van de spier te verkrijgen.

6. Vingerkneding nekspieren (foto 33).

Bij deze kneding worden de vingers van beide handen op de nekspieren gelegd. De richting van de druk is vooral naar het midden gericht.

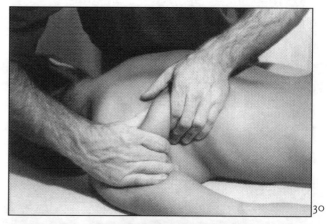

30

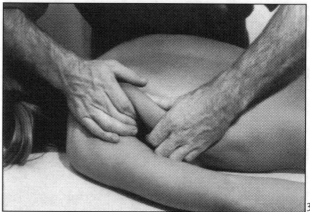

31

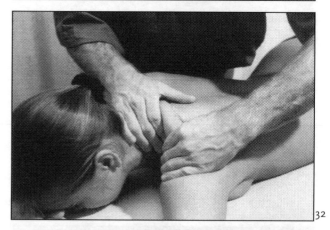

32

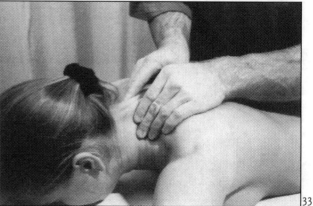

33

Eenhandige knedingen

7. Lengtekneding lange rugspier (m. erector trunci): vlakke kneding met de handwortel (foto 34). De richting van de druk is naar de schedel en schuin naar beneden richting de wervels. De spier wordt als het ware uitgedrukt tegen de ondergrond.

8 Cirkelvormige kneding lange rugspier.

9. Dwarse kneding lange rugspier met de handwortel (foto 35). De richting van de druk is naar het midden van de rug en naar de wervelkolom gecombineerd. Deze dwarse kneding kan ook gedaan worden met de pinkmuis (foto 36) of duimmuis.

10. Omvattende kneding van de brede rugspier (m. latissimus) in lengterichting. De spier wordt in de hand genomen, opgepakt en in de hand van de masseur gekneed. Daartoe worden de vingers gebruikt als onderlaag en drukt de handwortel de spier richting vingers (foto 37). Het moment van druk bepaalt of er sprake is van een lengte-, cirkelvormige of dwarse kneding.

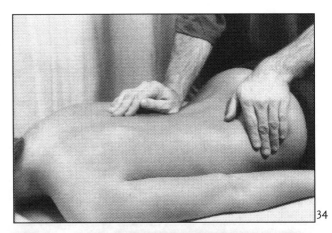

34

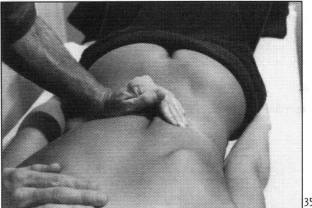

35

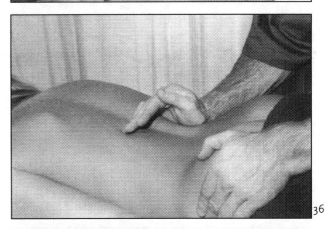

36

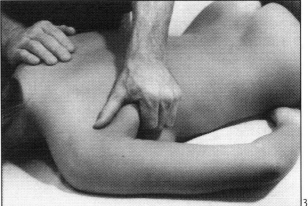

37

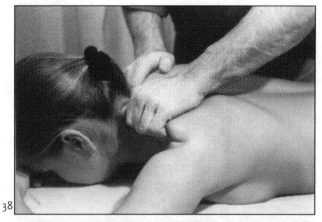

38

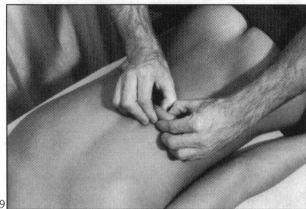

39

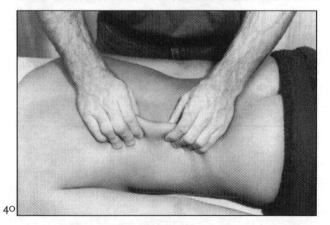

40

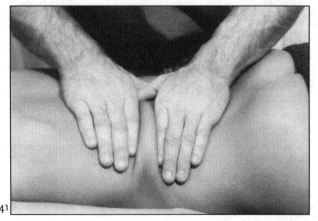

41

11. Dwarse kneding monnikskapspier (m. trapezius); ook hierbij worden de vingers weer als onderlaag gebruikt, waartegen de handwortel de spier uitdrukt (foto 38).

Huidtechnieken

1. **Huidrollen** (duizendpoot) in lengterichting. Handen naast elkaar aan een zijde van de wervelkolom leggen. Laag in de rug beginnen. Haal met de vingers de huid naar je toe, totdat er een dikke plooi ontstaat. Plaats nu de duimen achter deze plooi en rol de plooi met de duimen richting de nek. De vingers verplaatsen zich mee naar boven. Als de plooi te klein wordt om op te pakken herhaal je deze handgreep steeds verder naar boven toe (foto 39).

2. **Huidrollen in dwarse richting (foto 40).**
   Idem als 1, echter te beginnen vanaf de wervelkolom richting de flank.

3. **Huidverschuiven (Harmonika-griff).**
   Zet de handen in lengte- of dwarse richting op de huid aan één zijde van de wervelkolom, ongeveer 4 cm uit elkaar. Druk nu licht op de huid en breng met een snelle beweging de wijsvingers naar elkaar toe, zodanig dat er een plooi ontstaat en direct daarna breng je de wijsvingers weer uit elkaar. Deze handgreep vindt plaats zonder glijden over de huid (foto 41).

Harmonika-griff in S-vorm.
De handen nu zodanig plaatsen dat de handen ten opzichte van elkaar een hoek maken van 45 graden, waarbij één hand ook nog iets lager staat als de andere (foto 42). Als nu de plooibeweging gemaakt wordt, ontstaat een plooi met een S-vormig verloop (foto 43).

4. **Huidplukken**. Tussen duim en wijsvinger een stukje huid vastpakken, snel oppakken en weer loslaten. Met 2 handen om de beurt plukken in een snelle, korte beweging (foto 44).

Fricties

1. Fricties in de lange rugspier, monnikskapspier of bilspier.
   - Met 1 vinger, ondersteund door de andere hand (foto 45).

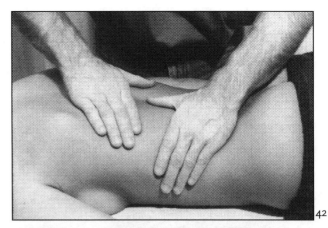
42

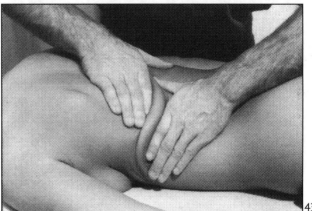
43

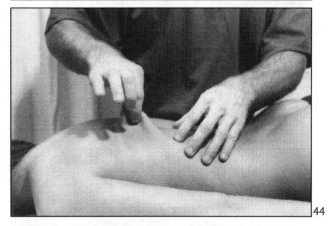
44

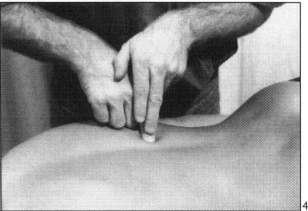
45

41

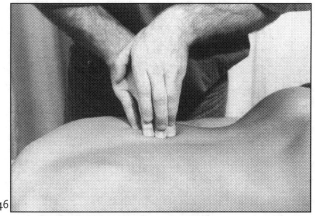

46

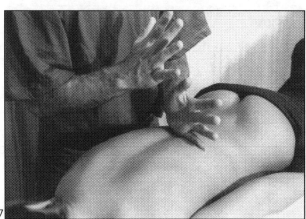

47

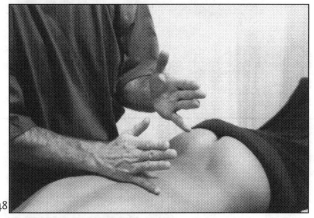

48

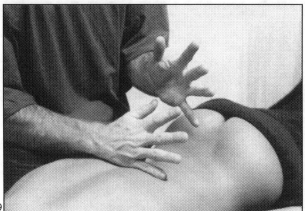

49

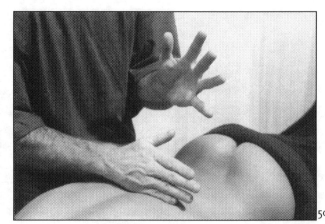

50

- Met 2 of 3 vingers; de druk wordt dan voornamelijk gegeven met de middelvinger, ondersteund door de andere hand (foto 46).

Tapotements

Onder tapotements vallen de handgrepen hakken, kloppen en slaan. Deze handgrepen mogen alleen aan beide kanten van de wervelkolom uitgevoerd worden en niet direct op de wervelkolom.

NB Alle tapotementhandgrepen vinden plaats op de rug, in tegenstelling tot sommige foto's, waarop een aantal tapotages op de bil afgebeeld staat. Voor deze foto's (nrs. 51, 52, 53, 55 en 56) geldt dat de massagehandgrepen niet op de bil, maar op de rug gegeven moeten worden.

1. Hakken

Hierbij wordt met de pinkzijde van de hand de lange rugspier met korte, snelle bewegingen aangeraakt. Variaties naar intensiteit:
- hakken met pinkzijde van de hand, de vingers gespreid houden (foto 47).
- hakken met pink die gespreid is. De andere vingers zijn gesloten (foto 48).
- hakken met gespreide vingers, echter op het moment dat de pink de huid raakt, sluiten de andere vingers achtereenvolgens ook (foto 49 + 50).
- hakken met gesloten vingers (deze handgreep is vrij intensief, dus die passen we alleen op de bilspier toe) (foto 51).

2. Kloppen

- Kloppen met halfgesloten vuist (foto 52). De hand is halfgesloten, zodanig dat alleen de eindkootjes op de huid komen.
- Kloppen met gesloten vuist (foto 53). Hierbij is de hand meer gesloten, zodanig dat de eind- en middenkootjes contact met de huid houden.

Battre à l'air comprimé (foto 54).
Deze bijzondere vorm van kloppen wordt voornamelijk toegepast bij mensen met vastzittend c.q. taai slijm in de luchtwegen. Maak van beide handen een kommetje; vingers lichtgebogen, duim goed aansluiten en pink- en duimmuis iets naar elkaar toe knijpen. Door nu te kloppen wordt er lucht onder de hand gevangen.

3. Slaan

- Supinerende waaierslag (foto 55 + 56). Via een supinerende beweging van de onderarm wordt de hand zodanig met de huid in contact gebracht, dat de pinkzijde eerst de huid raakt en achtereenvolgens de andere vingers.
- Pronerende waaierslag. Idem als hierboven beschreven, echter nu via een pronerende beweging.

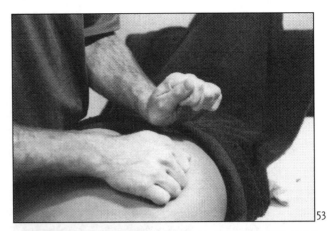

53

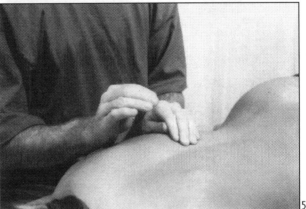

54

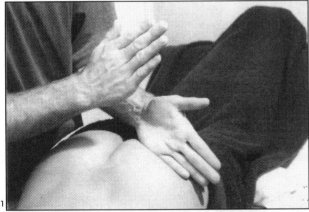

51

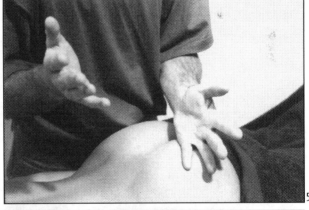

55

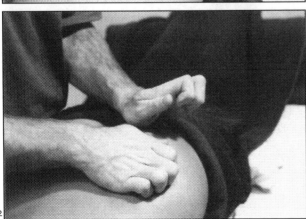

52

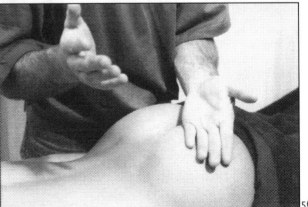

56

5 Massage van de voorzijde van het bovenbeen

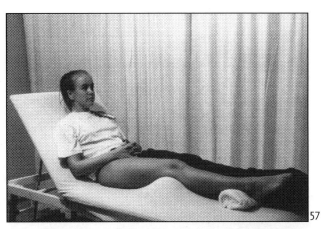

57

Uitgangshouding (foto 57)

Langzit, met de rug tegen de schuine klep van de massagetafel of tegen de muur. Een opgerolde handdoek onder de knie en tevens onder de enkel. Het andere been is afgedekt. Ook wordt het ondergoed afgedekt met een handdoek. De spieren die in deze uitgangshouding met name gemasseerd kunnen worden zijn de strekspier (m. quadriceps), de aanvoerdersspieren (adductoren) en de afvoerdersspier (m. tensor fascia latae).

Intermitterend drukken

Ter oriëntatie

1. Lengterichting; duimen bovenop (foto 58).
2. Dwarse richting; handen dwars op bovenbeen zetten (foto 59).

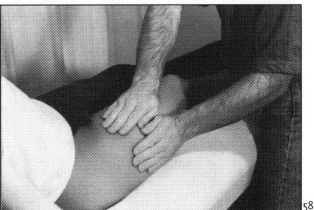

58

Ter depletie

3. Handen omvatten bovenbeen, bovenaan beginnen. Druk nu in de richting van het bot en gelijktijdig ook in de richting van de lies, steeds met beide handen tegelijk. Verplaats de handen nu circa 10 cm naar distaal en voer daar dezelfde handgreep uit. Herhaal nu de eerste handgreep, weer bovenaan beginnend, dan weer de tweede en vervolg met een derde weer 10 cm lager. Begin daarna weer van bovenaan en vervolg naar beneden, zodat het gehele bovenbeen op deze manier uitgedrukt kan worden.

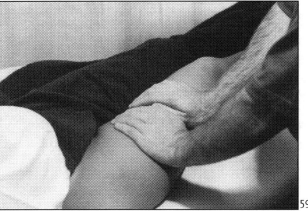

59

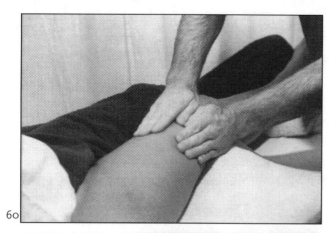

60

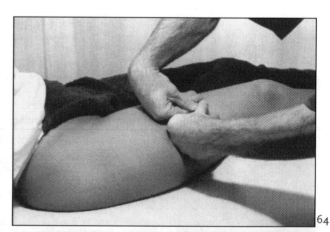

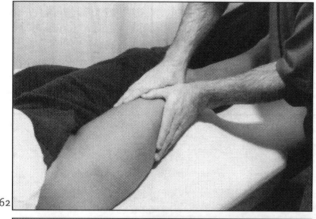

62

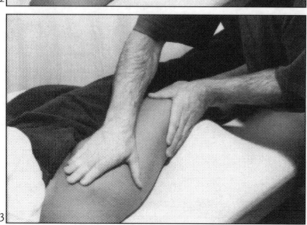

63

Effleurages

Tweehandige lengte-effleurage

1. Handen parallel vanaf de knie naar de lies effleureren (foto 60); bij de lies aangekomen, dient de hand aan de binnenzijde van het been de handgreep voorlangs over het been af te ronden (foto 61).
2. Handpalmeffleurage, waarbij de handen in V-vorm achter elkaar geplaatst worden (foto 62).
3. Hand-na-hand-effleurage, waarbij de hand start boven de knie op het moment dat de andere hand boven bij de lies geëindigd is (foto 63).
4. Plattgriff, met de rugzijde van de vingers (foto 64).
5. Plattgriff en terugkomen met Harkengriff (foto 65).
6. Walken. De handen worden aan de binnenzijde en buitenzijde van het bovenbeen geplaatst met de vingers naar beneden (foto 66). Nu vindt er een beweging plaats van de hand van boven naar beneden, om en om in een snel tempo, langzaam verplaatsend naar de heup. Dit is een soort effleurage gecombineerd met een schudding.

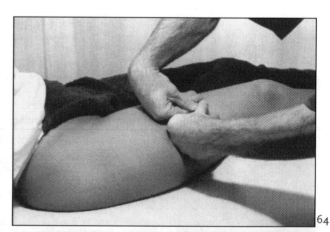

64

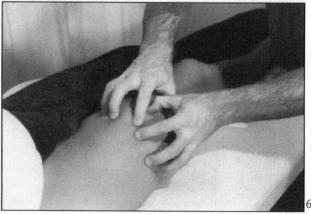

65

Eenhandige lengte-effleurage

7. Handpalmeffleurage, buitenzijde bovenbeen. De andere hand wordt als steun aan binnenzijde gelegd (foto 67).
8. Plattgriff, buitenzijde bovenbeen (foto 68).
9. Plattgriff, Harkengriff terug; buitenzijde bovenbeen.
10. Binnenzijde bovenbeen (adductorengroep). Idem als 7, 8 en 9. Steun nu met de andere hand de buitenzijde van het been.

Tweehandige cirkelvormige effleurage

11. Cirkelvormige effleurage, zie beschrijving bij de cirkelvormige effleurage van de rug.

Tweehandige dwarse effleurage

12. Handpalmeffleurage; handen gaan tegen elkaar in. Let goed op dat de hand die naar u toe komt, ook met de pols goed contact houdt met de huid (foto 69).
13. Nu met Plattgriff. De hand die van u af gaat, wordt met de rugzijde van de vingers van u af bewogen, terwijl de hand die naar u toe komt tegelijk met de handpalmzijde naar u toe wordt bewogen (foto 70).
14. Dwarse effleurage waarbij beide handen tegelijk en parallel aan elkaar bewegen (foto 71).

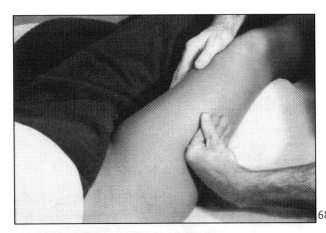

68

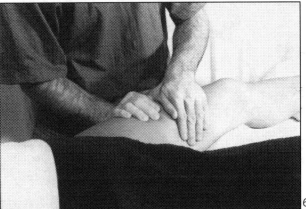

69

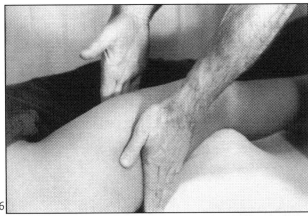

66

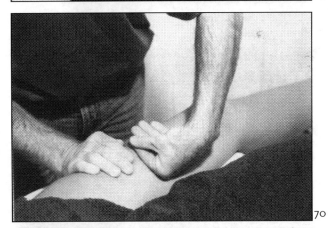

70

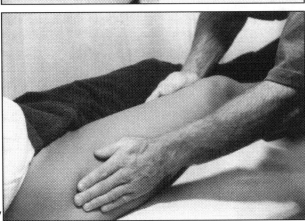

67

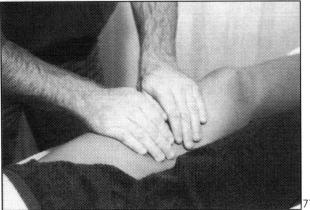

71

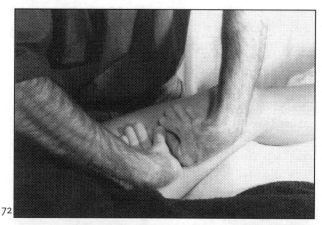

72

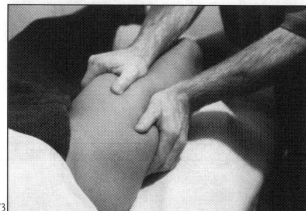

73

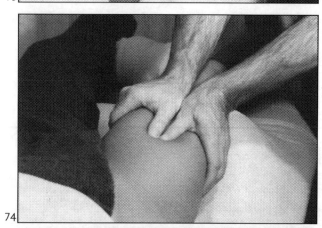

74

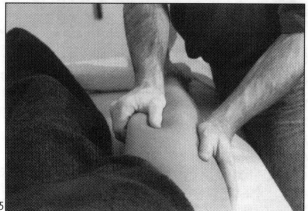

75

15. Idem als 14, echter nu met Plattgriff (foto 72).

Knedingen

Tweehandige kneding in lengterichting

1. Hand-na-hand-kneding.

   De aanvoerdersgroep (adductoren) wordt omvat en de afvoerdersgroep (m. tensor fascia latae) wordt omvat. De kneding bestaat nu uit het om beurten oppakken en kneden van de betreffende spiergroep, waarbij het drukmoment plaatsvindt in de richting van de heup (foto 73).

2. Tanggreep (foto 74).

   Hierbij worden beide handen op het bovenbeen geplaatst, zodanig dat de duimen tegen elkaar geplaatst worden en de vingers richting de tafel wijzen en het bovenbeen omvatten. Te beginnen bij de knie en langzaam naar de heup verplaatsend. De kneding bestaat uit het met beide handen oppakken van de spieren en uitdrukken met de duimmuis en handwortel in de richting van de heup. Niet met de duimen knijpen.

Eenhandige kneding in lengterichting

3. Eénhandige omvattende kneding van de aanvoerdersgroep (adductoren) (foto 75); de spier wordt opgepakt, gekneed in de hand met de drukrichting naar de heup gericht. De andere hand fixeert de buitenzijde van het been.

4. Handpalmkneding van de buitenzijde van het bovenbeen (m. tensor fascia latae). Druk met handpalm en deels handwortel in de richting van de heup (foto 76).

Tweehandige kneding in dwarse richting

5. Bij de dwarse omvattende kneding van de strekspier (m. quadriceps), worden de handen dwars op de spier geplaatst, waarbij eerst de spier als het ware wordt 'opgezogen' van zijn ondergrond. Daarna wordt de spier met de gehele wijsvinger van de ene hand in de richting geduwd van de hoek die de duim en wijsvinger maken van de andere hand. Als de spier klem zit tussen de beide handen spreken we van het kneedmoment (foto 77), om over te gaan in het rustmoment waarbij de handen tegengesteld bewegen.

Tweehandige cirkelvormige kneding

6. Beide handen worden dwars op de strekspier geplaatst, waarbij de handen een hoek maken ten opzichte van elkaar van ongeveer 90 graden. De handen maken een binnenwaartse cirkelbeweging tegen elkaar in. Het kneedmoment vindt plaats tijdens deze cirkelvormige beweging met name met de handpalm en handwortel. De spier wordt tegen de onderlaag gedrukt (foto 78).

Fricties

Fricties toepassen op plaatsen waar er sprake is van myogelosen (spierverhardingen). Meestal is dit op de overgang van de spier naar de pees of aan de randen van de spier. Deze plaats wordt gefrictioneerd met één vingertop of twee vingertoppen tegelijk, eventueel gesteund door de andere hand (foto 79).

Tapotements

De tapotements kunnen worden uitgevoerd op de gehele bovenbeenspier. Alle vormen zijn mogelijk. Zie de beschrijving van de tapotements bij de massage van de rug (p.42).

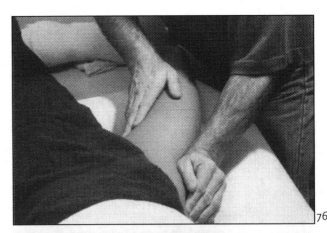
76

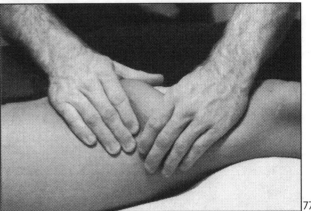
77

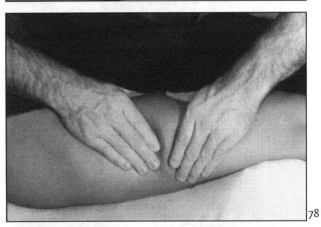
78

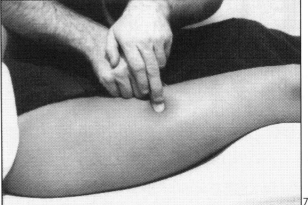
79

49

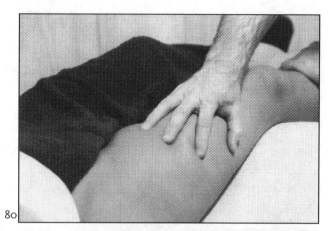

80

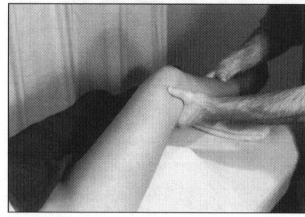

81

Schuddingen

Er bestaan:
• directe schuddingen;
• indirecte schuddingen.

Directe schudding

Hierbij wordt de bovenbeenspier met de hand omvat (wijzend in de richting van de heup) en wordt de spier horizontaal geschud (foto 80).

Indirecte schudding

De voorzijde van het bovenbeen kan indirect geschud worden door de voet en de knie te ondersteunen. Het gehele been wordt iets opgetild van de ondergrond en met de knie wordt via een horizontale beweging een indirecte schudding verkregen (foto 81).

Vibreren

Met één of twee handen, geplaatst op het bovenbeen maken we een vibrerende beweging. Dat wil zeggen dat de handen in een hoog tempo een op- en neerwaartse beweging maken. Dit wordt op één plaats even volgehouden, daarna worden de handen verplaatst en wordt er opnieuw gevibreerd.

6 Massage van de voorzijde van het onderbeen

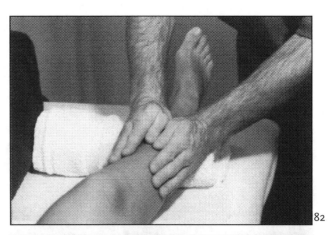

Uitgangshouding

Idem als de uitgangshouding voor de massage van de voorzijde van het bovenbeen. De spieren die in deze uitgangshouding met name gemasseerd kunnen worden zijn de voorste scheenbeenspier (m. tibialis anterior) en de diepe strekspieren (mm. extensores).

Intermitterend drukken

Ter oriëntatie

1. Lengterichting; handen dicht bij elkaar, duimen bovenop het onderbeen, vingers wijzen in de richting van de knie (foto 82).
2. Dwarse richting; handen dwars op het onderbeen zetten.

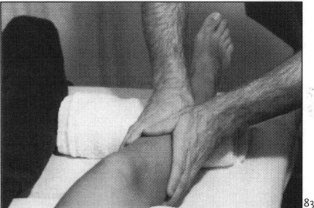

Ter depletie

3. Handen in de lengterichting plaatsen te beginnen bij de knie. Daarna de handen verplaatsen zoals beschreven bij intermitterend drukken van het bovenbeen.

Effleurages

Tweehandige lengte-effleurage

1. Handen in V-vorm (foto 83); met name de voorste scheenbeenspier uitstrijken.
2. Duim-over-duim-effleurage (foto 84). De duimen worden achter elkaar op de scheenbeenspier gezet, te beginnen op de spier dicht bij de voet. De voorste duim maakt een wrijvende beweging naar voren; aan het einde van de beweging wordt de duim opgetild en tegelijkertijd begint de andere duim dezelfde beweging naar voren. Tijdens deze duimbeweging wordt de eerste duim over de wrijvende duim naar achteren bewogen en weer op de huid gezet. Op het moment dat de wrijvende duim aan het einde van de beweging is, begint de andere duim weer. Langzaam wordt naar boven verschoven.

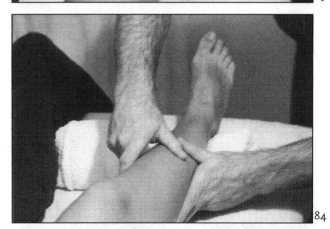

Eenhandige lengte-effleurage

3. Handpalm- of duimmuiseffleurage op de voorste scheenbeenspier (foto 85). De andere hand steunt het onderbeen aan de binnenzijde. Bij deze effleurage is het zeer goed mogelijk de voorzijde van de voet mee te nemen.

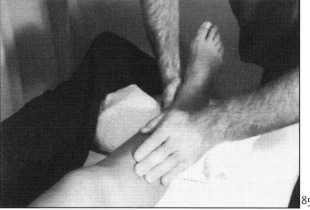

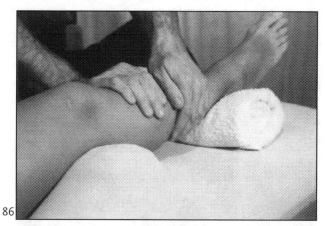

86

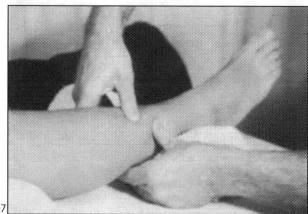

87

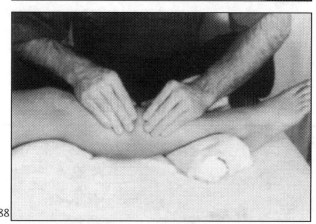

88

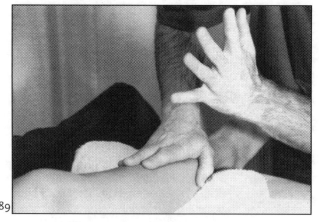

89

4. Plattgriff-effleurage, met de rugzijde van de vingers.

Tweehandige dwarse effleurage
5. Beide handen dwars op het onderbeen zetten en tegengesteld effleureren (foto 86).

Knedingen

Eenhandige lengte- c.q. cirkelvormige kneding
1. Kneding van de voorste scheenbeenspier met de duimmuis of handwortel in lengterichting c.q. cirkelvormige richting, waarbij het drukmoment altijd plaatsvindt tijdens de fase dat de duimmuis of handwortel van beneden naar boven gaat.

Tweehandige kneding in cirkelvormige richting
2. Duimenkneding. De beide duimen worden aan beide zijden op het onderste gedeelte van de voorste scheenbeenspier gezet (foto 87). De kneding bestaat uit een tegen elkaar ingaande cirkelvormige beweging, waarbij de duimen tegen elkaar in draaien en tegelijkertijd druk richting het bot geven.
3. Vlakke kneding met de vingertoppen. De vingers worden vlak op de scheenbeenspier gezet (de sportmasseur staat nu aan de andere zijde van de massagetafel) en maken een knedende, cirkelvormige beweging met de vingers naar elkaar toe, waarbij de druk plaatsvindt op de binnenwaartse cirkel (foto 88).

Fricties
Fricties worden hier toegepast op myogelosen, vaak gelokaliseerd op de overgang van de spier naar de pees op circa eenderde van het onderbeen. Mogelijk met één, twee of drie vingers, ondersteund door de andere hand.

Tapotements
Deze zijn mogelijk op de voorste scheenbeenspier, echter éénhandig uitgevoerd om zo in staat te zijn met de andere hand het scheenbeen te beschermen (foto 89).

7 Massage van de voet

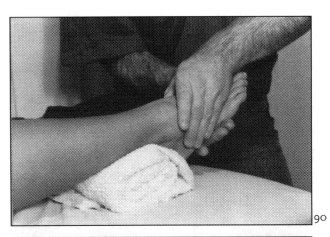

Uitgangshouding

Zoals beschreven bij de massage van de voorzijde van het onderbeen. De massage van de voet wordt meestal gecombineerd met de voorzijde van het onderbeen. Bij de massage van de kuit wordt de voet over het algemeen dus niet gemasseerd.

Intermitterend drukken

De voet wordt omvat met twee handen dwars op de voet geplaatst, beginnend bij de tenen (foto 90).

Effleurages

Eenhandige effleurage in lengterichting

1. We effleureren de buitenzijde van de voet vanaf de kleine teen, en zetten deze effleurage door via de buitenzijde van het onderbeen tot de knie (foto 91). Idem vanaf het midden van de voet tot de knie. De andere hand steunt de voet aan de binnenzijde.
2. Handpalmeffleurage van de binnenzijde van de voet (foto 92). Deze gaat niet door naar het onderbeen.
3. Handworteleffleurage van de buitenzijde en de binnenzijde van de voet (foto 93 en 94). Vanaf de tenen wordt de buitenzijde respectievelijk de binnenzijde van de voet uitgestreken met de handwortel.
4. 'Viervinger'effleurage. De toppen van de vier vingers worden tussen de middenvoetsbeentjes gezet en beginnend bij de tenen geëffleureerd tot de voetwortel (foto 95).

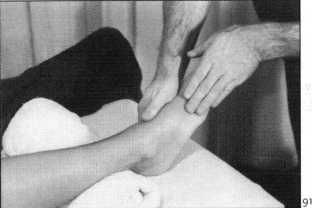

Knedingen

Eenhandige kneding

1. Handpalmkneding. De bovenzijde van de voet wordt gekneed (cirkelvormig) terwijl de andere hand de onderzijde van de voet ondersteunt. De handvatting is identiek als bij de intermitterende drukking.
2. De buitenste voetrand wordt gekneed met de muis van de hand (idem als de effleurage-uitgangshouding, foto 93).

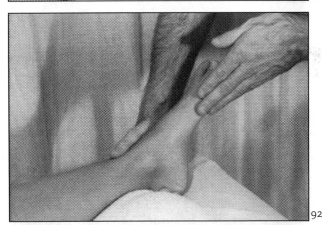

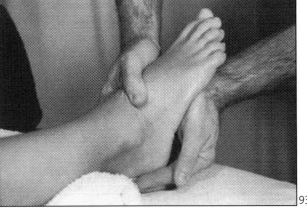

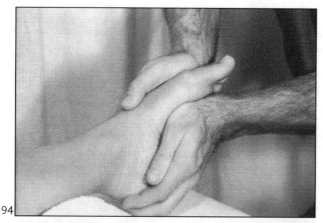

94

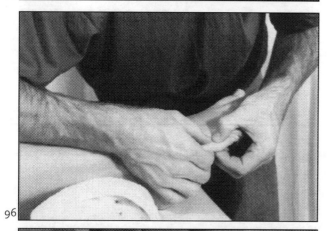

95

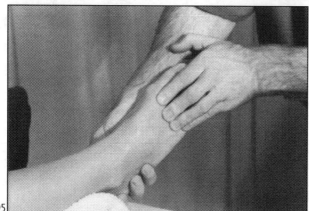

96

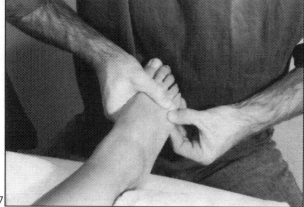

97

3. De binnenste voetrand wordt gekneed met de muis van de hand (idem als de effleurage-uitgangshouding, foto 94).
4. De buitenste voetrand wordt gekneed tussen de duimen en wijsvingers in dwarse richting (foto 96).
5. Idem de binnenste voetrand. De masseur staat nu aan de andere zijde van de tafel.

Passieve bewegingen

De twee buitenste middenvoetsbeentjes worden vastgepakt met duim en wijsvinger en ten opzichte van elkaar rustig op en neer bewogen (foto 97). Dit kan daarna hetzelfde gedaan worden voor de andere middenvoetsbeentjes.

Fricties

Fricties kunnen toegepast worden op de binnenste en buitenste voetrand. Vooral de duimmuis is zeer geschikt om een frictie mee uit te voeren.

8 Massage van de achterzijde van het bovenbeen

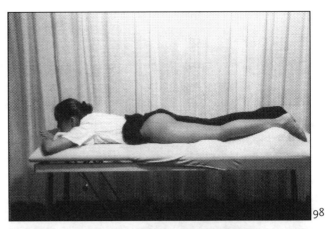

98

Uitgangshouding (foto 98)

Buiklig, voeten op een voetenrol, opgerolde handdoek onder het bovenbeen net iets boven de knieschijf en zo nodig een plat kussentje onder de buik bij een persoon met een holle rug. Zorg voor afdekking van het niet te masseren been. De bilstreek wordt ook bij de achterzijde van het been gemasseerd, dus deze moet ook geheel onbedekt zijn.

Intermitterend drukken

Ter oriëntatie

1. Lengterichting; duimen bovenop (foto 99).
2. Dwarse richting; handen dwars op het bovenbeen zetten.

Ter depletie

3. Handen plaatsen zoals 1, bovenaan beginnen. Stapsgewijs naar beneden gaan, zoals beschreven bij de intermitterende drukking van de voorzijde van het bovenbeen (zie p.45).

Effleurages

Tweehandige lengte-effleurage

1. Het bovenbeen wordt vanaf de knie met twee handen, die naast elkaar staan, geëffleureerd, waarbij ook de bil wordt meegenomen (foto 100). De hand aan de binnenzijde gaat via de bil naar de buitenzijde van het been.
2. Handen in V-vorm. De beide handen worden achter elkaar geplaatst met gespreide duimen (foto 101).

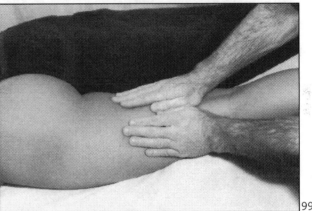

99

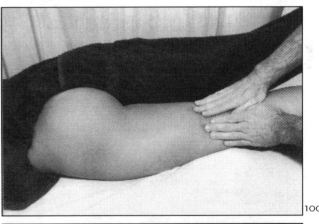

100

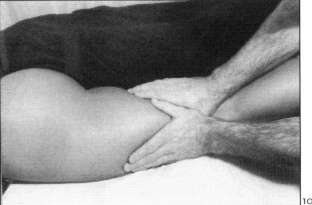

101

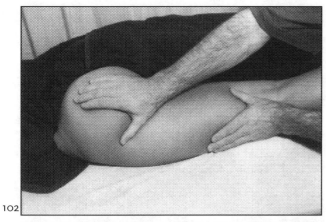

102

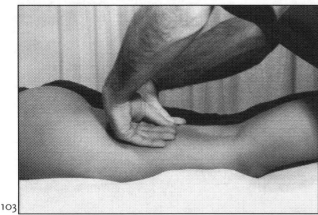

103

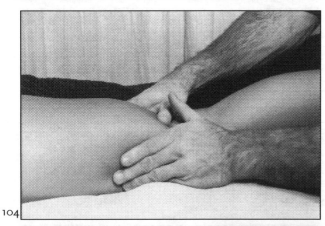

104

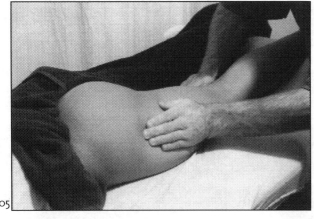

105

3. Hand na hand (foto 102). Eén hand voert de effleurage uit tot en met de bil; op het moment dat deze
hand aan het einde van de effleurage is, begint de
andere hand met dezelfde effleurage terwijl tegelijkertijd de andere hand weer bij de knie wordt neergezet.
4. Plattgriff (met de rugzijde van de vingers) (foto 103).
5. Plattgriff en Harkengriff weer terug (eventueel met
zigzag).
6. Duim-over-duim-effleurage (foto 104). Met name de
pezen aan de buitenzijde en binnenzijde van de knieholte kunnen hiermee geëffleureerd worden.
7. Walken. De handen worden aan de binnenzijde en
buitenzijde van het bovenbeen geplaatst met de vingers naar beneden (vergelijk foto 66). Nu vindt er
een beweging plaats van de hand van boven naar
beneden, om en om in een snel tempo, langzaam
verplaatsend naar de heup. Dit is een soort effleurage gecombineerd met een schudding.

Eenhandige lengte-effleurage
8. Handpalmeffleurage van de buitenzijde van het
bovenbeen (foto 105). De andere hand steunt aan de
binnenzijde. Deze handgreep kan ook op de achterzijde van het been uitgevoerd worden. Variaties zijn
mogelijk, waarbij meer druk wordt gegeven met de
duimmuis of de pinkmuis.

Tweehandige cirkelvormige effleurage

9. Beide handen maken een cirkelvormige beweging op de achterzijde van het bovenbeen, zoals beschreven bij de cirkelvormige effleurage van de rug (zie p.36).

Tweehandige dwarse effleurage

10. De handen staan dwars op de lengterichting van het bovenbeen en maken een tegengestelde dwarse beweging. Let goed op dat zowel de vingers als de pols goed contact blijven houden met de huid (foto 106).

11. Dwarse effleurage waarbij de hand die van je af gaat met de Plattgriff effleureert, terwijl de hand weer met de handpalmzijde terugkeert (foto 107).

Knedingen

Aan de achterzijde van het bovenbeen worden vooral de buigspieren (hamstrings) en de spier aan de buitenzijde van het bovenbeen (m. tensor fascia latae) gemasseerd. Ook wordt de grote bilspier (m. gluteus maximus) meegenomen. De aanvoerdersgroep aan de binnenzijde van het been (adductoren) wordt vooral gemasseerd tijdens de massage van de voorzijde van het bovenbeen.

Tweehandige kneding in lengterichting

1. Overlangse kneding (foto 108). De handen worden respectievelijk aan de binnenzijde en de buitenzijde van het been geplaatst. Eerst wordt met de ene hand gekneed, daarna met de andere. Bij de kneding wordt de spier opgepakt met de vingers, dan wordt de handwortel en duimmuis in de spier gezet en begint het knedende moment richting de heup en richting bot.

2. Tanggreep. Dezelfde handgreep als bij 1 beschreven, echter hier wordt de kneding met twee handen tegelijk gedaan (foto 109). Zo mogelijk worden met de tanggreep de handen meer van bovenaf op de spier geplaatst dan bij de overlangse kneding. Ook hier kan de druk richting de heup gegeven worden. Het wordt een dwarse kneding genoemd als de druk meer naar de tafel gericht is.

Eenhandige kneding in de lengterichting

3. Zie beschrijving bij kneding 1, echter nu met één hand.

Eenhandige cirkelvormige kneding

4. De spier aan de buitenzijde van het bovenbeen (m. tensor fascia latae) kan worden gekneed met de handpalm, waarbij de druk plaatsvindt in de bovenwaartse beweging van de cirkel.

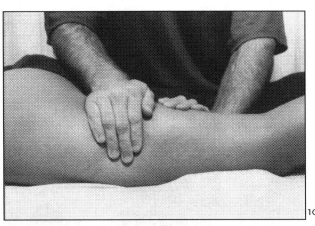
106

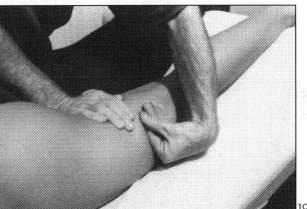
107

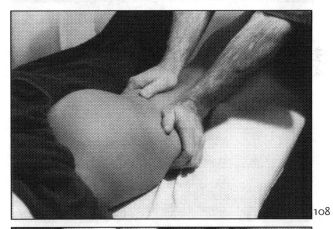
108

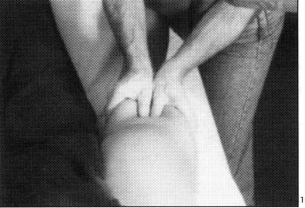
109

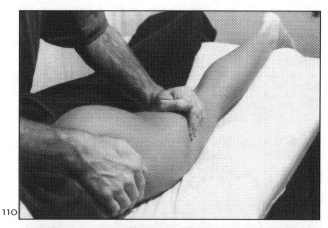

110

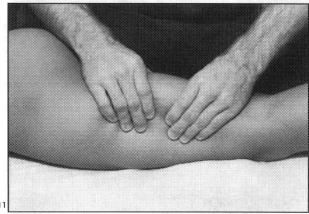

111

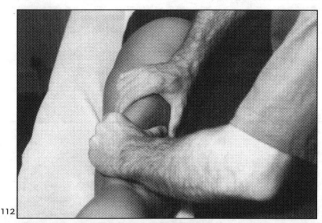

112

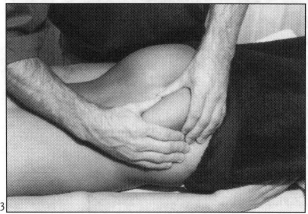

113

Eenhandige dwarse kneding

5. Zet een hand dwars op de buigspieren. De andere hand aan de binnenzijde van het been voor het geven van steun. De kneding vindt plaats dwars op de lengterichting van de spier door druk te geven met de handwortel (foto 110). Deze handgreep kan ook goed gebruikt worden voor de grote bilspier (m. gluteus maximus).

Tweehandige kneding in dwarse richting

6. Bij deze kneding worden de spieren van de buiggroep (of delen hiervan) weer van hun ondergrond 'opgezogen' (foto 111) en daarna in dwarse richting gekneed (foto 112), zoals beschreven bij de dwarse kneding van de strekspier van de voorzijde van het bovenbeen (zie p.49).

7. De bilspieren (m. glutei) met tweehandige omvattende dwarse kneding. Beschrijving van de tweehandige omvattende dwarse kneding:
de spier wordt met de volle hand vastgepakt en als het ware 'opgezogen' met de handen (foto 113);
de spier wordt nu gekneed door met het wijsvingergedeelte van de ene hand de spier richting de duim van de andere hand te drukken, totdat de spier echt klem zit (foto 114);
NIET OVER DE HUID SCHUIVEN BIJ DE KNEDING!
Daarna volgt de ontspanningsfase en de kneding de andere kant op, waarbij de duimen steeds achterover over de andere duim verplaatst worden (foto 115).

Tweehandige cirkelvormige kneding

8. De handen plaatsen we op de spieren van de buiggroep zodanig, dat de handen een hoek maken van
90 graden ten opzichte van elkaar (foto 116). De
beide handen maken nu een cirkelvormige beweging
tegen elkaar in, waarbij de druk gericht is in de richting van het bot en richting de andere hand. De ontspanningsfase vindt plaats tijdens de laatste fase van
de cirkel. De druk vindt vooral plaats met de handpalm en de handwortel.

Fricties

Bij constatering van myogelosen kunnen fricties toegepast worden. Afhankelijk van de grootte van de myogelose kan dit plaatsvinden door één of meerdere vingers
(foto 117), de top van de duim, duimmuis of pinkmuis,
eventueel ondersteund met de andere hand. Fricties
zijn kleine cirkelvormige bewegingen op één plek,
onder constante druk. Let op dat u niet over de huid
schuift.

Tapotements

De tapotages kunnen worden uitgevoerd op de boven-
beenspieren en op de bilspieren. Alle vormen tapotements zijn hier mogelijk. Voor de uitvoering van de
tapotages op de bil en het bovenbeen verwijzen wij
naar de beschrijving van de tapotements op de rug (zie
p. 42).

Vibreren

Vibraties zijn, evenals op het bovenbeen aan de voorzijde, mogelijk met één of twee handen. Ook de bilspieren zijn geschikt om deze handgreep uit te voeren. Zie
voor de beschrijving de massage van de voorzijde van
het bovenbeen (p. 50).

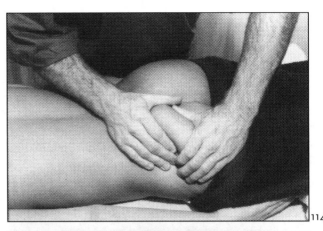

114

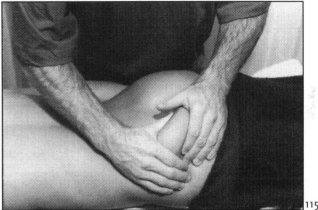

115

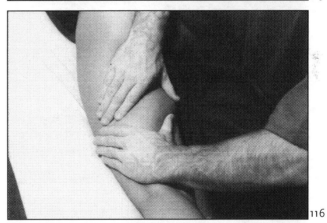

116

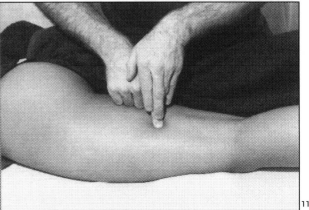

117

Schuddingen

Om goed te kunnen schudden moeten de spieren van het bovenbeen goed ontspannen zijn. Dit wordt bereikt door de knie te buigen. De (sport)masseur steunt nu de knie van onder af en de voet steunt tegen de schouder.

1. Directe schudding. De hand wordt met gespreide vingers op het bovenbeen geplaatst (foto 118) en de spier wordt rustig in een horizontale richting geschud met een zo'n groot mogelijke uitslag.

2. Indirecte schudding. Nu wordt de knie vastgepakt aan de onderzijde. De andere hand steunt op het onderbeen bij de enkel. Via de knie worden de spieren nu geschud (foto 119).

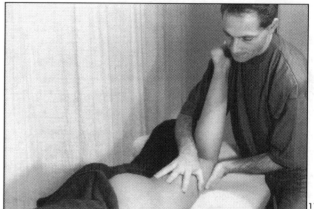

118

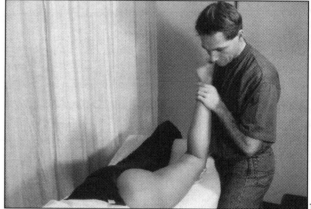

119

9 Massage van de achterzijde van het onderbeen

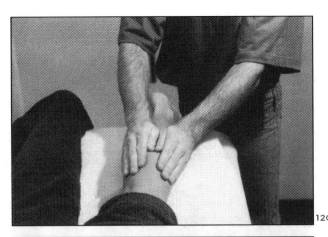
120

Uitgangshouding
Idem als voor de massage van de achterzijde van het bovenbeen. Dek nu het bovenbeen af met een handdoek.

Intermitterend drukken

Ter oriëntatie
1. Lengterichting (foto 120). Handen in lengterichting naast elkaar op onderbeen, duimen aangesloten. Rustige toenemende druk met het gehele oppervlak van de handen, kort vasthouden en loslaten. Iets naar boven verplaatsen en handgreep herhalen.
2. Dwarse richting; handen dwars op de kuit zetten.

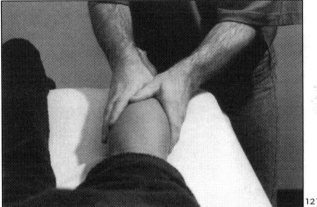
121

Ter depletie
1. Handen plaatsen aan de zijkant en gedeeltelijk op de achterzijde van de kuit. Duimen naast elkaar op de kuit. Bij de knie beginnen en stapsgewijs naar beneden gaan, zoals beschreven bij de intermitterende drukking van de voorzijde van het bovenbeen (p.45).

Effleurages

Tweehandige lengte-effleurage
1. Effleurage met de gehele hand: handen parallel naast elkaar, duimen aangesloten onderaan beginnen en effleuren naar de knie (foto 120). Bij groot formaat kuiten is het ook mogelijk eerst het binnengedeelte van de kuit te effleuren en daarna het buitengedeelte.
2. Handen in V-vorm. De beide handen worden achter elkaar geplaatst met gespreide duimen (foto 121). De vingers worden aan de binnenzijde respectievelijk de buitenzijde van de kuit geplaatst. De effleurage begint bij de hiel en gaat tot de knieholte.
3. Hand na hand (foto 122). De effleurage begint met één hand bij het hielbeen en eindigt bij de knieholte. Op dat moment begint de andere hand met de effleurage, weer vanaf het hielbeen. Bij de kuit is het verstandig met één hand meer de buiten-achterzijde van de kuit te effleuren en met de andere hand de binnenachterzijde.

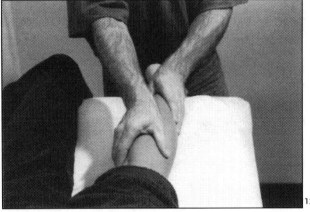
122

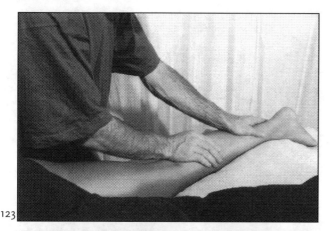

123

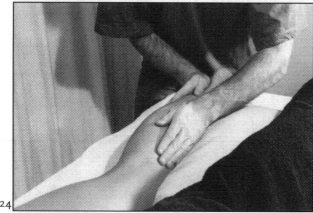

124

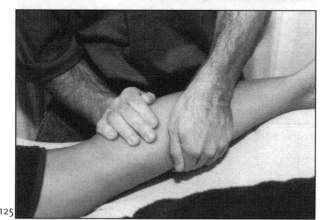

125

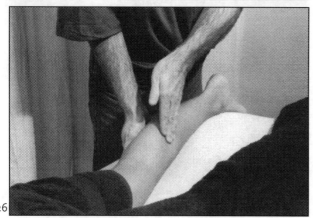

126

4. Hand over hand. Deze handgreep is in principe het-zelfde als de vorige, echter nu draait de (sport)mas-seur zich om, zodanig dat hij/zij naar de voeten kijkt. De effleurage bestaat uit een trekkende beweging vanaf het hielbeen, eerst de ene hand dan de andere hand (foto 123).

5. Plattgriff (met de rugzijde van de vingers).

6. Plattgriff en Harkengriff terug (eventueel met zig-zag).

7. Korte effleurage met handen in V-vorm. Hierbij wor-den korte stukjes van de kuit geëffleureerd, afwisse-lend met de linker- en rechterhand. Langzamerhand verplaatsen de handen zich naar boven, zodat de gehele kuit op deze manier geëffleureerd wordt.

8. Duim-over-duim-effleurage (foto 84). Deze hand-greep staat beschreven bij de massage van het onder-been (p.51).

Eenhandige lengte-effleurage

9. Handpalmeffleurage van de binnenzijde van de kuit, waarbij de buitenzijde gesteund wordt (foto 124). Dit kun je ook omdraaien door de buitenzijde te effleure-ren en de binnenzijde steun te geven.

Tweehandige cirkelvormige effleurage

10. Beide handen maken een cirkelvormige beweging op de achterzijde van de kuit, zoals beschreven bij de cirkelvormige effleurage van de rug (p.36).

Tweehandige dwarse effleurage

11. De handen worden dwars op de kuit geplaatst en maken een tegengestelde dwarse effleurage. Let ook hier weer goed op dat de handen goed contact blij-ven houden met de huid (foto 125).

12. Walken. De handen (vooral de vingers) worden aan weerszijden van het onderbeen gezet met de vingers naar de tafel gericht (foto 126). Via een snelle op- en neergaande beweging van de handen vindt er een soort effleurage plaats.

Effleurages van de achillespees

Deze worden apart beschreven omdat deze effleurages alleen toepasbaar zijn op de achillespees.

13. De achillespees wordt uitgestreken met één hand. De andere hand ondersteunt de voet. Eerst wordt de buitenzijde van de achillespees geëffleureerd, waarbij vooral de middelvinger langs de achillespees wrijft. Deze oefent ook meer druk uit dan de andere vingers (foto 127). Daarna wordt op dezelfde wijze met de andere hand de binnenkant van de achillespees geëffleureerd.

14. De beide duimen worden aan weerszijden van de achillespees geplaatst en de voet wordt ondersteund met de handen (foto 128). De effleurage bestaat uit het wrijven van de achillespees met beide duimen tegelijk, waarbij ook de achillespees tussen de duimen gekneed wordt. De effleurage begint bij het hielbeen en gaat in de richting van de knie.

15. Snuitgreep-effleurage. We vormen een soort snuithandgreep met duim en wijsvinger van één hand en pakken daarmee de achillespees vast (foto 129). De effleurage is van het hielbeen omhoog naar de knie.

Knedingen

Tweehandige kneding in lengterichting

1. Overlangse kneding (foto 130). De ene hand wordt op de binnenste spierbuik gezet en de andere op de buitenste spierbuik van de kuit. Nu wordt eerst de binnenste spierbuik gekneed, daarna de buitenste. Zie verder de beschrijving van de overlangse kneding van de achterzijde van het bovenbeen (p. 57).

2. Tanggreep (foto 131). Nu wordt met beide handen de spier van onderaf opgetild. De vingers dienen als ondergrond, waarin de spier door de duimmuizen en handwortels wordt gekneed. Duimen sluiten zoveel mogelijk parallel aan elkaar.

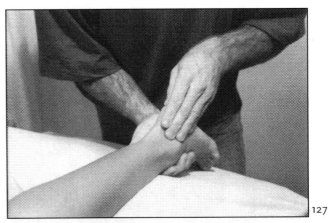

127

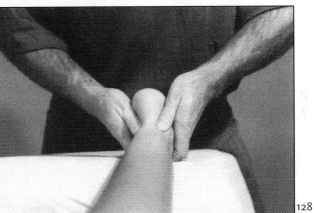

128

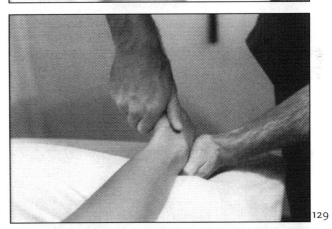

129

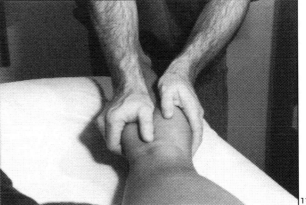

130

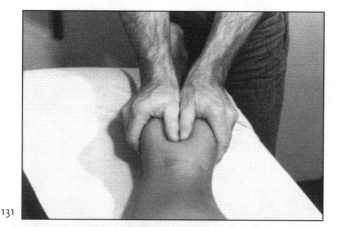

131

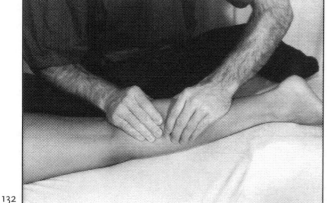

132

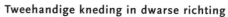

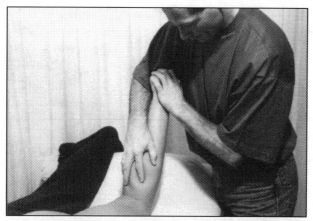

133

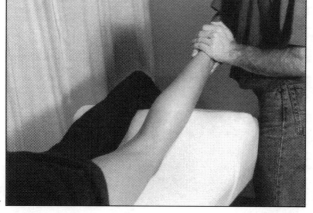

134

Eenhandige kneding in lengterichting

3. Dit is in principe dezelfde kneding als de overlangse kneding, echter nu kneedt men eerst de binnenste spierbuik met één hand en pas daarna wordt de buitenste spierbuik gekneed. De andere hand ligt dan aan de andere zijde van de kuit ter fixatie. De richting van het kneedmoment is weer richting de heup en tegelijk richting het bot.

Eenhandige dwarse kneding

4. Nu wordt de druk van de kneding uitgevoerd in de richting van de tafel, dus dwars op het spierverloop. Ook hier wordt de spier eerst goed opgepakt met de vingers (die ook dienen als ondergrond voor de kneding) en gekneed door de duimmuis en de handwortel.

Tweehandige kneding in dwarse richting

5. Bij dwarse kneding van de kuit wordt eerst de spier weer 'opgezogen' en daarna in dwarse richting gekneed (foto 132), zoals beschreven bij de dwarse kneding van de strekspier van voorzijde bovenbeen (p. 49).
6. Tanggreep. Zoals beschreven bij kneding 2. De druk is echter niet richting de heup, maar richting de tafel, waardoor er een dwarse kneding ontstaat (foto 131).

Fricties

Bij aanwezigheid van een myogelose kan er een frictie uitgevoerd worden, zoals beschreven bij de fricties van de achterzijde van het bovenbeen (p.59). Ook kunnen er dwarse fricties uitgevoerd worden op de ligamenten van het enkelgewricht.

Tapotements

Alle vormen tapotements zijn mogelijk op de kuitspier. Let op dat de tapotage alleen op de spierbuik plaatsvindt en niet te ver richting achillespees.

Vibreren

Zie voor de beschrijving van het vibreren de massage van de voorzijde van het bovenbeen (p.50).

Schuddingen

1. Directe schuddingen. De knie wordt gebogen en de voet met één hand gesteund. Plaats de andere hand met gespreide vingers op de kuit en geef directe schuddingen in dwarse richting (foto 133).
2. Indirecte schuddingen. Eén hand omvat de enkel en de andere hand de voet. Nu wordt via een rustige zijwaartse beweging van de enkel en voet de kuitspier geschud (foto 134).

10 Massage van de arm

De massage van de arm bestaat uit twee onderdelen. Men begint met de massage van de bovenarm en deze wordt gevolgd door de massage van de onderarm en hand.

Massage van de bovenarm

Uitgangshouding (foto 135)
Zithouding, met voorkeur op een stoel zonder armleuning aan de korte zijde van de massagebank. De stoel wordt een stukje gedraaid, zodanig dat de cliënt met de helft van de rug tegen de leuning steunt en het gedeelte van de rug aan de te masseren kant vrij is. De arm steunt op de massagetafel. Zo mogelijk wordt de klep van de massage-tafel in een positie van circa 45 graden gezet waarop de arm steunt. Als dit niet mogelijk is, kan de arm gesteund worden door een kussen. De (sport)masseur staat achter de stoel.

Intermitterend drukken

Ter oriëntatie
1. Lengterichting; beginnend met de handen aan weers-zijden van de borstkas, aansluitend op de schouder (foto 136), overgaand in de bovenarm (foto 137).
2. Dwarse richting; nu worden de handen dwars op de bovenarm geplaatst.

Ter depletie
3. Handen omvatten de bovenarm en geven een druk richting de schouder en richting het bot. Bij de schou-der beginnen en stapsgewijs richting de elleboog gaan, in de volgorde zoals beschreven bij de intermitterende drukking van de voorzijde van het bovenbeen (p. 45).

Effleurages
De effleurages en knedingen worden uitgevoerd op de deltaspier (m. deltoïdeus) en de bovenarmspieren (m. biceps brachii en m. triceps brachii).

Tweehandige lengte-effleurages zijn in dit gebied niet geschikt. Eén hand moet namelijk steeds gebruikt worden ter ondersteuning van de andere hand die de effleurage uitvoert, anders kun je de cliënt gemakkelijk uit zijn positie duwen. Dit zou veel tegenkracht van de cliënt veroorzaken, wat nadelig is voor de ontspanning.

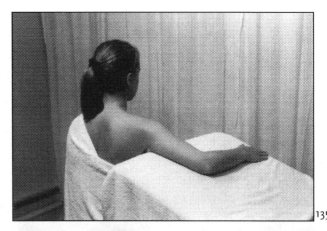

135

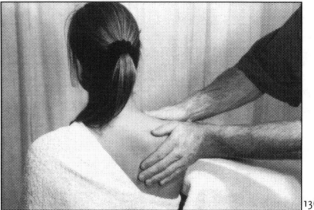

136

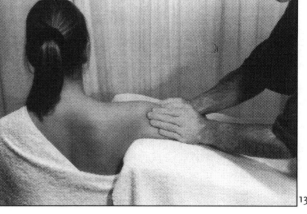

137

Eenhandige lengte-effleurage

1. Omvattende effleurage van de buigspieren van de bovenarm (m. biceps brachii). Vanaf de elleboog wordt deze spier goed omvat met de volle hand en richting de schouder geëffleureerd (foto 138), waarbij aan het einde van de beweging via een supinerende beweging via de oksel wordt afgerond. De andere hand fixeert de buitenzijde van de bovenarm.
2. Op identieke wijze worden de strekspieren (m. triceps brachii) geëffleureerd. Het is zinvol om de arm voor deze handgreep even te strekken om een betere ontspanning van deze spiergroep te krijgen.

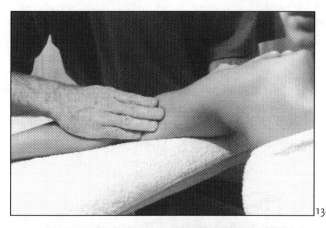
138

Tweehandige dwarse effleurage

3. Dwarse effleurage van de bovenarmspieren en deltaspier. De handen worden dwars op de bovenarm geplaatst en afwisselend naar voren en achteren bewogen. Blijf goed contact houden met de huid, zowel met de vingertoppen als de pols (foto 139).

Bovenarmspierknedingen
Eenhandige lengtekneding

1. Buigspier van de bovenarm (m. biceps brachii). Overlangse kneding. Deze spier wordt met de volle hand opgepakt met de vingers als onderzijde. De spier wordt opgetild en richting de schouder uitgedrukt in de hand tegen de vingers (foto 140).

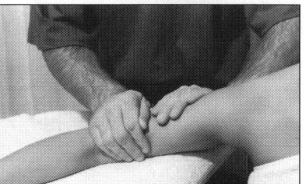
139

Tweehandige lengtekneding

2. Hand-na-hand-kneding van de bovenarmspieren (m. biceps brachii en m. triceps brachii). De m. biceps wordt met één hand omvat (als bij kneding 6) en de m. triceps met de andere hand. De kneding bestaat uit het kneden in de lengterichting van de m. biceps met de ene hand en direct daarna de kneding van de m. triceps met de andere hand. Beide in de richting van de schouder.

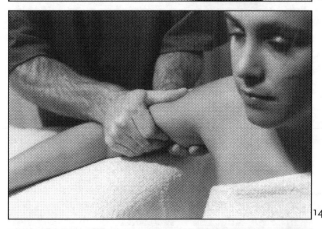
140

Tweehandige kneding in de dwarse richting

3. Tanggreep (foto 141). Beide duimen worden op de bovenarm gezet, de vingers omvatten respectievelijk de m. biceps en de m. triceps. De beide spieren worden nu door de vingers opgetild, de duimmuis en handwortels worden erop gezet en de spier wordt vervolgens uitgedrukt tegen de vingers aan, die als ondergrond dienen.

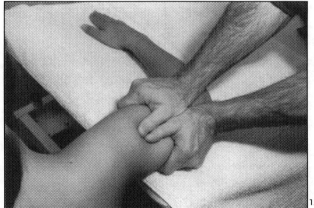
141

4. Dwarse kneding van de deltaspier (m. deltoïdeus). Zet beide handen op de deltaspier, 'zuig' deze op en kneed hem tussen beide handen uit (foto 143).
5. Dwarse kneding van de m. biceps. De spier wordt met twee handen vastgepakt, goed van de ondergrond 'opgezogen' en dwars gekneed (foto 142). Idem voor de m. triceps brachii.

Fricties

Myogelosen (spierverhardingen) zijn te verwachten in de deltaspier (m. deltoïdeus) en in de aanhechting van de deltaspier op het bot. Daar zijn fricties goed toepasbaar.

Tapotements

Vooral geschikt op de deltaspier (m. deltoïdeus) en de bovenarmspieren (vooral de m. biceps brachii). Let op dat tapotage niet plaatsvindt op het botgedeelte bovenop de schouder. Verder zijn alle vormen van tapotage mogelijk.

Schuddingen

1. Directe schudding. De elleboog wordt licht gebogen, de hand met gespreide vingers op de m. biceps gelegd (foto 144). Nu wordt er een schudding uitgevoerd van de m. biceps, waarbij er getracht wordt een zo groot mogelijke uitslag van de spier te krijgen. Idem voor de m. triceps, hoewel deze minder geschikt is om direct te schudden vanwege zijn ligging.
2. Indirecte schudding. Nu gaat de (sport)masseur voor de cliënt staan, pakt de arm op bij de pols en ondersteunt met de andere hand de elleboog. De schudding wordt veroorzaakt door de elleboog rustig heen en weer te schudden (foto 145).

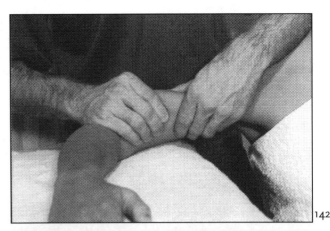

142

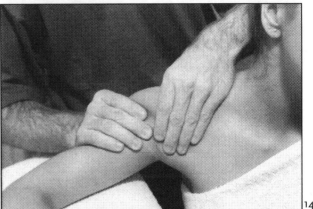

143

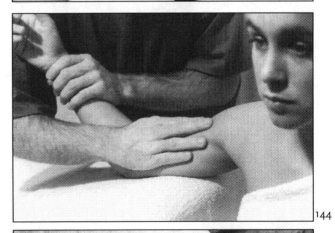

144

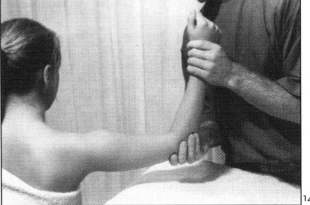

145

11 Massage van de onderarm en hand

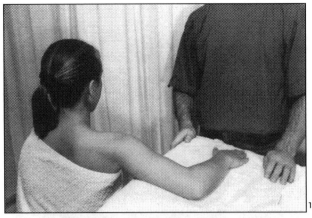

Uitgangshouding (foto 146)

Dezelfde als voor de massage van de bovenarm, met dien verstande dat de (sport)masseur nu aan de voorzijde van de cliënt staat.

Intermitterend drukken

Ter oriëntatie

1. Lengterichting.
2. Dwarse richting.

Ter depletie

3. Beginnend net onder de elleboog; omvattende intermitterende drukking met druk in de richting van de elleboog en het bot. Stapsgewijs richting de pols gaan, in de volgorde zoals beschreven is bij de intermitterende drukking van de voorzijde van het bovenbeen (p.45).

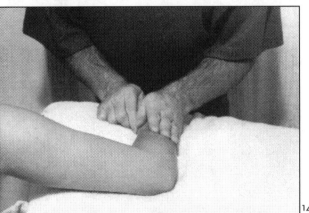

Effleurages

De effleurages worden uitgevoerd op de strekspieren die aan de bovenzijde van de onderarm lopen en op de buigspieren die aan de onderzijde van de onderarm lopen. Om een goede ontspanning te krijgen is het bij de massage van de strekspieren zinvol de elleboog te strekken en bij de massage van de buigspieren de elleboog te buigen.

Eenhandige lengte-effleurage

1. Strekspiereneffleurage (foto 147). Beginnend net iets boven de pols de strekspieren tot aan de elleboog effleureren, waarbij de effleurage pas is afgerond als de duimmuis bij de elleboog is gearriveerd. De andere hand steunt de onderarm aan de binnenzijde bij de pols.
2. Buigspiereneffleurage (foto 148). De onderarm wordt nu gebogen en in die stand vastgehouden en ondersteund door één hand. De andere hand voert de handpalmeffleurage uit tot en met de elleboog.

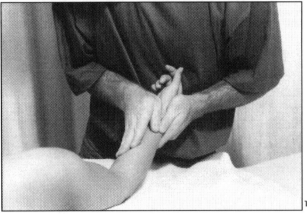

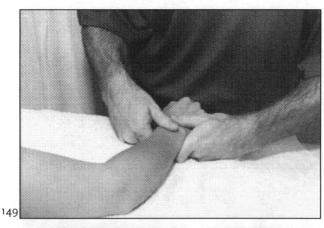

149

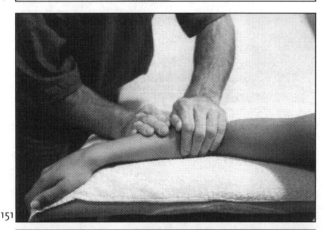

150

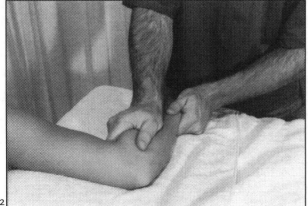

151

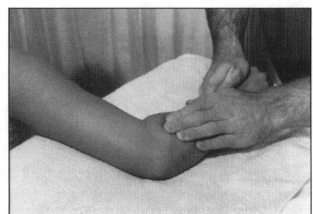

152

153

Tweehandige dwarse effleurage

3. Duim-over-duim-effleurage (foto 149 en foto 150). Deze handgreep past men vooral toe op de pezen van zowel de buigspieren als de strekspieren, wat circa eenderde van het onderste gedeelte van de onderarm uitmaakt.
4. Dwarse effleurage met de handpalmen (foto 151).

Knedingen

Eenhandige kneding in de lengterichting

1. Pak de spierbuiken van de strekspieren vast en til ze van de ondergrond. Kneed ze daarna in de lengterichting uit (foto 152). Deze kneding gaat al snel over in een cirkelvormige kneding.
2. Vlakke kneding van de strekkers (foto 153). Deze kneding wordt uitgevoerd door de vingers, waarbij er een cirkelvormige beweging wordt gemaakt, met in de helft van de cirkelbeweging de druk die de kneding veroorzaakt.
3. Vlakke kneding van de buigers.

Tweehandige kneding in dwarse richting

4. Dwarse kneding strekspieren (foto 154).
5. Dwarse kneding buigspieren. Hiervoor kan het nuttig zijn om de onderarm te steunen op een kussen om de spiergroep beter te kunnen omvatten (foto 155). De dwarse kneding wordt dan uitgevoerd vooral op het dikste deel van de spier. Knedingen van de hand kunnen nu uitgevoerd worden.
6. Vingerkneding van de pinkmuis en de duimmuis (foto 156).

Fricties

Fricties met één of meer vingers kunnen worden toegepast op de aanhechtingsplaats van de buigspieren c.q. strekspieren (foto 157).

Tapotements

Met name de buigspieren komen in aanmerking voor tapotage:
- rustige hakkingen;
- gesupineerde waaierslag.

Schuddingen

1. Directe schudding. Vooral van de buigspieren, waarbij de elleboog wordt gebogen en ondersteund wordt door de andere hand.
2. Indirecte schudding. Praktisch niet goed uitvoerbaar.

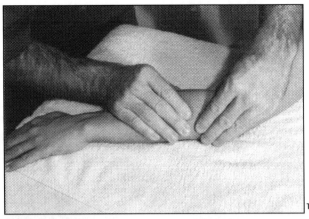

154

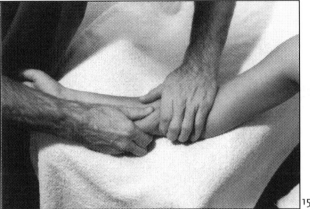

155

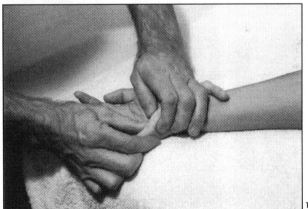

156

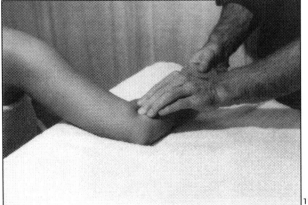

157

12 Massage van de schoudergordel en nek

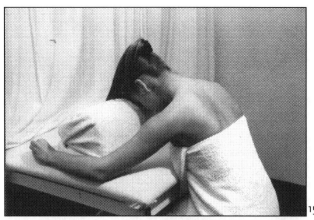
158

De massage van de schoudergordel en nek bestaat globaal uit twee onderdelen. Eerst worden alle massagehandgrepen toegepast op de dorsale zijde (schoudergordel en nek) en vervolgens worden alle massagehandgrepen toegepast op de ventrale zijde (met name de m. pectoralis major).

Uitgangshouding

Als uitgangshouding voor de massage van de dorsale zijde geldt het volgende.

In zit voor de korte kant van de bank. Het voorhoofd gesteund op de korte rol en de armen gesteund op de tafel naast de rol (foto 158). Een andere mogelijkheid is om iemand in buiklig neer te leggen met de neus in een uitsparing van de bank of eventueel met het voorhoofd op de handen.

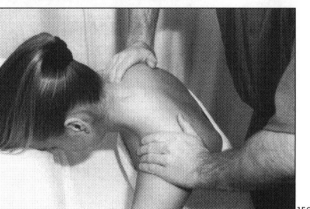
159

De uitgangshouding voor de massage van de ventrale zijde (m. pectoralis major) is de volgende.
In zit (rechtop) met beide armen ontspannen gesteund op de massagebank of met beide armen ontspannen gesteund op de bovenbenen. De uitgangshouding weergegeven op de foto's 167, 170 en 175 voor de massage van de m. pectoralis major is dus niet juist. Omdat echter de beschrijving van de handvatting en de techniek dezelfde is, laten wij deze foto's staan.

Intermitterend drukken

De handen worden op het nek-schoudergedeelte geplaatst, zodanig dat ook de schouderbladen worden meegenomen. Uiteraard doen we dit links en rechts.

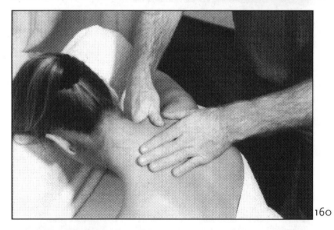
160

Effleurages

De spieren die bij de massage gemasseerd worden zijn:
- de monnikskapspier (m. trapezius, pars descendens en pars transversum);
- de grote halsspier (m. sternocleidomastoideus);
- de schouderbladspieren (m. supraspinatus, m. infraspinatus en m. rhomboideus);
- de deltaspier (m. deltoïdeus);
- de brede rugspier (m. latissimus dorsi);
- de grote borstspier (m. pectoralis major).

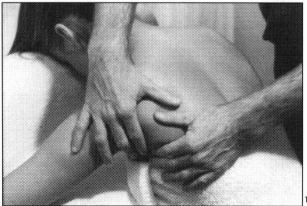
161

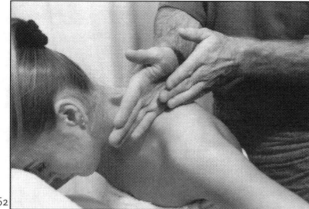

162

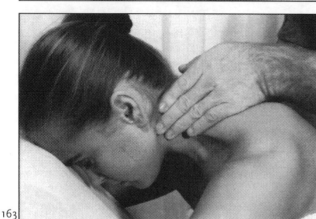

163

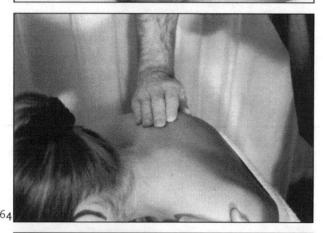

164

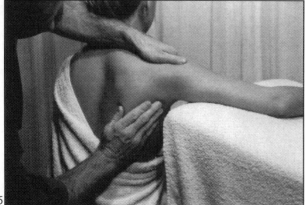

165

Tweehandige effleurages

We kunnen geen onderscheid maken tussen lengte en dwarse effleurages in verband met het verloop van de spieren.

1. Handpalmeffleurage.
   De handen starten de handgreep op de deltaspier (m. deltoïdeus) (foto 159) en effleureren de nek-schouderlijn tot de haargrens. Onder huidcontact en zonder druk weer terug.
2. Duim-over-duim-effleurage.
   Toepasbaar op de monnikskapspier (m. trapezius descendens en transversus) (foto 160), de m. supra-spinatus en m. infraspinatus (foto 161).
3. Sciage.
   Een aparte vorm van effleurage die alleen op de monnikskapspier gebruikt wordt. De handen wor-den naast elkaar geplaatst met de pinkzijde op de spier (foto 162). Nu worden de handen in een snelle beweging tegen elkaar in, naar voren en achteren bewogen.

Eenhandige effleurages

4. Nu wordt éénzijdig de monnikskapspier (m. trapezius descendens) geëffleureerd met de vingers, overgaand in de effleurage van de grote halsspier (m. sternoclei-domastoideus) (foto 163). Deze wordt geëffleureerd van beneden naar boven. De andere hand ondersteunt en fixeert het nekgedeelte aan de andere zijde.
5. Handpalmeffleurage van de schouderbladspieren (m. supraspinatus, m. infraspinatus en m. rhom-boideus) (foto 164). Deze vinden plaats in de rich-ting van de wervelkolom.
6. De brede rugspier (m. latissimus dorsi) wordt geëf-fleureerd met de volle hand van onder af naar de oksel toe (foto 165). Rond de handgreep af door de hand via een supinerende beweging naar de achter-zijde van de bovenarm af te wikkelen (foto 166). De andere hand fixeert de schouder aan de voorzijde.

7. Effleurage van de grote borstspier (m. pectoralis major), vanaf de schouder richting het borstbeen (foto 167).

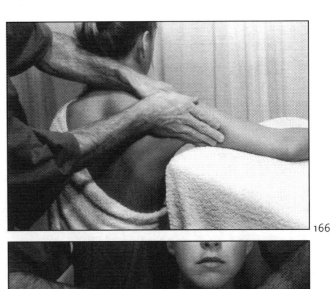

166

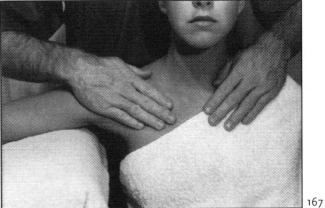

167

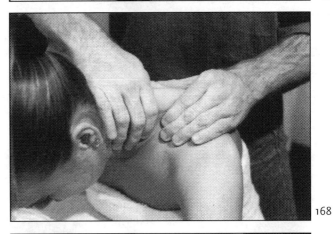

168

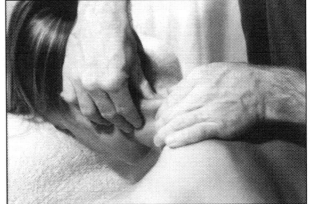

169

Knedingen

Eenhandige kneding in lengterichting

1. De omvattende kneding van de brede rugspier (m. latissimus dorsi). De spier wordt omvat, 'opgepakt' en in de lengterichting gekneed, dat wil zeggen richting de schouder. Hierbij worden de vingers weer als ondergrond van de kneding gebruikt (foto 173).
2. Kneding van de grote borstspier (m. pectoralis major). De spier wordt voorlangs vastgepakt (foto 175), opgepakt met de vingers en in de richting van de schouder uitgedrukt. De vingers fungeren weer als ondergrond waarin de spier wordt uitgedrukt.

Eenhandige cirkelvormige kneding

3. De monnikskapspier (m. trapezius, pars transversus). Hierbij wordt de andere hand van voor af met de vingertoppen tegen de spier gelegd, welke dienst doet als ondergrond waartegen de spier kan worden uitgedrukt (foto 172).
4. Vlakke kneding (met de vingers) van de onderste schouderbladspier (m. infraspinatus) en de bovenste schouderbladspier (m. supraspinatus). De vingers worden op het onderste (respectievelijk bovenste) gedeelte van het schouderblad geplaatst. De kneding bestaat uit een cirkelvormige beweging, waarbij de fase van druk naar boven en binnen gericht is (foto 174).
   De andere hand dient weer ter fixatie van de schouder. Eventueel kan deze handgreep ook plaatsvinden via de duimmuis c.q. handwortel.

Tweehandige kneding in dwarse richting

5. De monnikskapspier (m. trapezius descendens) wordt met beide handen opgepakt en dwars op het vezelverloop gekneed (foto 168). Dit is mogelijk in het middengedeelte van de spier en een bepaald gedeelte naar de nek toe. Hier zal het spiervolume minder worden en wordt de spier opgenomen tussen vingers en duim en dan op identieke wijze gekneed (foto 169).
6. Kneding van de grote borstspier (m. pectoralis major) (foto 170). Omvat de borstspier met twee handen zo vol mogelijk. Als de omvang niet al te groot is, dan wordt de spierbuik tussen duim en wijsvingers vastgehouden, waarna de gebruikelijke dwarse kneding volgt.
7. Vlakke kneding met de vingertoppen van de aanhechting van de monnikskapspier (foto 171). De aanhechting op de schedel van deze spier is vaak erg

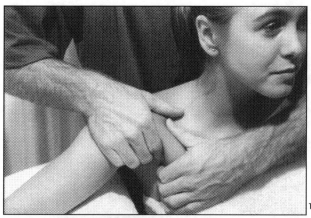
170

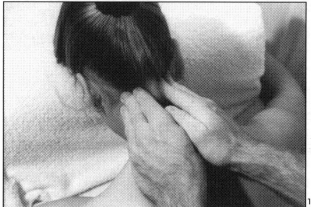
171

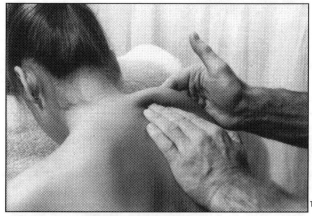
172

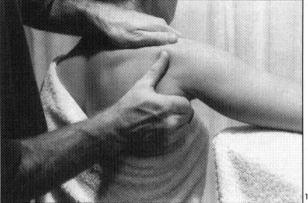
173

gevoelig, dus de druk van deze kneding moet bescheiden van aard zijn.

8. Dwarse kneding deltaspier (m. deltoïdeus). Als kneding 5, nu echter op de deltaspier.

Eenhandige kneding
De volgende knedingen zijn allemaal cirkelvormige knedingen met de vingers en vingertoppen.

Fricties
Myogelosen zijn vooral te vinden in de monnikskapspier (m. trapezius, pars descendens) en de aanhechting op het achterhoofd. Daar zijn fricties goed toepasbaar.

Tapotements
Op de deltaspier zijn alle tapotements mogelijk; van de andere spieren komt eigenlijk alleen de monnikskapspier in aanmerking en dan alleen met een lichte tapotement (waaierslag, gespreide vingers).

Huidtechnieken

Duizendpoot
Deze techniek is mogelijk op het schouderbladgedeelte zowel in lengterichting (foto 176) als in dwarse richting.

Als laatste laat men de sporter rechtop zitten en effleureert en kneedt men de grote borstspier (m. pectoralis major) (zie ook foto's 167, 170 en 175).

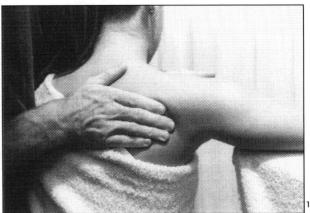
174

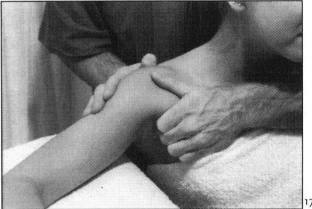
175

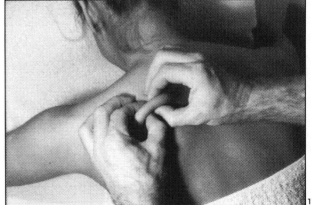
176

DEEL II   FUNCTIETESTS

1 Inleiding

Het tweede deel van dit boek zal gaan over het verzamelen van informatie omtrent het functioneren van het bewegingsapparaat van de sporter. Deze informatie wordt verkregen door anamnese (het stellen van vragen), inspectie (observeren) en het functieonderzoek van de verschillende spieren en gewrichten. Dit deel zal met name praktische handelingen beschrijven, waarbij de tekst en de foto's elkaar zullen aanvullen. Het is misschien overbodig om hierbij te zeggen dat een goede theoretische kennis de basis vormt van het verantwoord praktisch handelen.

Alvorens men, na het verkrijgen van alle informatie, overgaat tot het behandelen van de sporter, zal niet alleen de zorgvraag maar ook het behandeldoel en behandelplan bekend moeten zijn. Met het behandeldoel wordt het doel vastgesteld dat men met de behandeling wil bereiken (bijvoorbeeld het verminderen of normaliseren van hypertonieën). Met het behandelplan bedoelt men de manier (het plan) waarop men het behandeldoel wil bereiken (bijvoorbeeld door middel van een sederende massage).

Pas als dit bovenstaande voor zowel de sporter als sportverzorger duidelijk is, kan men overgaan tot een verantwoorde behandeling.

2 Anamnese

Een anamnese, het stellen van vragen, neem je bij een sporter af om aan informatie te komen omtrent zijn of haar lichamelijk en geestelijk functioneren. Daarnaast probeer je tijdens een anamnese achter de zorgvraag te komen en stel je voor jezelf een differentiaaldiagnose op. Met een differentiaaldiagnose wordt het aantal verschillende blessures bedoeld waaraan een sporter mogelijk zou kunnen lijden.

Door het stellen van gerichte vragen probeer je achter informatie te komen die je zal leiden naar een duidelijke zorgvraag en je stuurt naar een gericht functieonderzoek. Het uitvragen van een klacht met zijn verloop is hierbij belangrijk. De sportverzorger moet voor zichzelf tevens bepalen of de sporter met zijn of haar blessure wel of niet naar een andere hulpverlener doorgestuurd moet worden zoals een huisarts of fysiotherapeut.

Een anamnese is te verdelen in:
• sociale anamnese;
• familieanamnese;
• sportanamnese;
• gezondheidsanamnese.

De sportverzorger zal bij het stellen van vragen de nadruk leggen op de sportanamnese.

2.1 Sociale anamnese
Hiermee wordt de levensloop van de sporter bedoeld. Hieronder valt onder andere naam, adres, leeftijd, beroep en hobby's.

2.2 Familieanamnese
Hierbij wordt ingegaan op eigen familie zoals huwelijkse staat, kinderen. Ook wordt ingegaan op de gezondheid van ouders, broers, zusters, ooms, tantes enzovoort. Dit laatste kan belangrijk zijn in verband met het eventueel aanwezig kunnen zijn van erfelijke ziekten.

2.3 Sportanamnese
Er vindt een beschrijving plaats van de sportcarrière van de sporter zoals hoe lang de sporter sport, welke sporten hij of zij uitvoert, leefgewoonten zoals onder andere roken en drinken, kleding, welk schoeisel gebruikt wordt, welk afzetbeen of werparm de voorkeur geniet en alle facetten van de training (soorten training, frequentie, intensiteit, verandering van training, warming-up, cooling down, begeleiding enzovoort). Verder goed navragen of de sporter klachten heeft en zo ja, hoe lang deze klachten bestaan en wat het verloop van deze klachten is. Tevens moet worden gevraagd of de sporter al eens voor deze klachten behandeld is en welke behandeling toen heeft plaatsgevonden.

2.4 Gezondheidsanamnese
Hierbij wordt gevraagd naar de algemene gezondheid, medicijngebruik, eerdere doorgemaakte blessures, ziekenhuisopnames, operaties enzovoort.

3 Inspectie

Na de anamnese ga je over op de inspectie (waarneming/ observatie) van het lichaam. Je kijkt naar het lichaam of lichaamsdelen en neemt waar wat je opvalt. Belangrijk hierbij zijn onder andere asymmetrieën (links/rechts-verschil), zwellingen, roodheid, littekens, vorm- en stands-veranderingen. Deze afwijkingen kunnen te maken hebben met de blessure waar de sporter op dat moment last van heeft.

Belangrijk bij de inspectie is dat de sporter ten opzichte van het invallende licht, juist neergezet wordt. Zet de sporter daarom zodanig neer dat je het lichaam goed kunt bekijken. Slechte belichting en eventuele schaduwen kunnen een verkeerd beeld geven. Bij inspectie kijk je vanuit verschillende invalshoeken naar het lichaam, namelijk vanaf dorsaal, ventraal en lateraal. Om structuur aan te brengen is tevens de volgorde van de inspectie belangrijk. Zo kun je bijvoorbeeld caudaal met de inspectie beginnen en vervolgens stapsgewijs naar craniaal toewerken. Er bestaan twee soorten inspecties:
• algehele inspectie;
• lokale inspectie.

3.1 De algehele inspectie
Bij een algehele inspectie kijken we naar de algehele lichaamshouding van de sporter. Hierbij moet de kleding (met uitzondering van het ondergoed) uitgetrokken worden. Zelfs als het een blessure aan de bovenste extremiteit betreft, moeten alle kledingstukken uit. Dit geeft je namelijk een indruk van de lichaamshouding die eventueel gerelateerd kan zijn aan de blessure. Zo kan een blessure aan bijvoorbeeld de linkerknie de gehele stand van het lichaam veranderen. Ditzelfde geldt voor bijvoorbeeld platvoeten, x-benen, o-benen, scoliose enzovoort.

3.2 De lokale inspectie
Na een algehele inspectie ga je over op een lokale inspectie om op lokaal niveau verschillen te beoordelen, zoals zwelling, verkleuring, littekens enzovoort.

4 Functietests in het algemeen

Door informatie te vergaren uit de anamnese en de inspectie kun je overgaan tot een gericht functieonderzoek. Met een functieonderzoek probeer je middels bepaalde onderzoekstechnieken achter het functioneren van het lichaam te komen. Er bestaat een globale opbouw in het functieonderzoek:
• actieve tests;
• passieve tests;
• weerstandstests (kracht);
• lengtetests (rek);
• specifieke tests.

Belangrijk bij de functietests is het links/rechtsverschil. Meestal begint men met het testen aan de gezonde zijde en vergelijkt men dit met de aangedane zijde.

4.1 Actieve tests
Hierbij wordt een gewricht actief bewogen door de sporter en let men op: pijn, bewegingsuitslag en bewegings-verloop (coördinatie). Deze actieve tests kunnen tevens variëren van onbelast, halfbelast, belast, verhoogd belast tot functioneel belast (sportgericht).

4.2 Passieve tests
Hierbij wordt een gewricht passief bewogen door de sport-verzorger en let men op: pijn, bewegingsuitslag, bewe-gingsverloop en eindgevoel. Een voorwaarde voor het passieve onderzoek is dat de uitgangshouding en het te testen lichaamsdeel van de sporter volledig ontspannen is. Onder het eindgevoel verstaat men het gevoel dat aan het einde van een passieve bewegingsuitslag door de verzorger ervaren wordt. Er bestaan verschillende soorten eindge-voelens:
- hard eindgevoel, dit wijst vaak op bot-op-bot-remming;
- zacht eindgevoel, wijst vaak op weefselcompressie (approximatie);
- verend eindgevoel, wijst vaak op rek van spierweefsel;
- stug eindgevoel, dit wijst vaak op rek van banden, kapsel en ligamenten.

4.3 Weerstandstests (kracht)
Hierbij wordt een isometrische contractie van een spier of spiergroep van de sporter gevraagd, waarbij manuele weer-stand door de verzorger gegeven wordt. Men let hierbij op pijn, kracht en eventueel optredende compensaties.

4.4 Lengtetests (rek)
Hierbij wordt de spier maximaal op lengte getest. Dit kan zowel door de sporter als door de verzorg(st)er gerealiseerd worden. Er wordt gelet op: pijn, bewegings-uitslag en eventueel optredende compensaties.

4.5 Specifieke tests
Dit zijn tests die voor bepaalde gewrichten specifiek zijn zoals de kruisbandtests van de knie.

5 Functieonderzoek van de wervelkolom

Bij de wervelkolom kijken we als verzorger met name naar het actieve functieonderzoek. De bewegingen die de sporter moet maken zijn: flexie (foto 1), extensie (foto 2), lateroflexie links (foto 3), lateroflexie rechts, rotatie links (foto 4) en rotatie rechts. Hierbij let men op: pijn, bewegingsuitslag, bewegingsverloop, links/rechtsverschil, curvatuur van de wervelkolom en eventueel optredende compensaties.

De passieve tests en weerstandstests van de wervelkolom vallen buiten het bestek van dit boek.

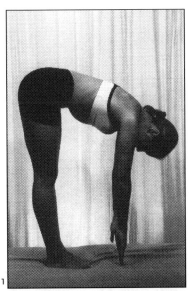
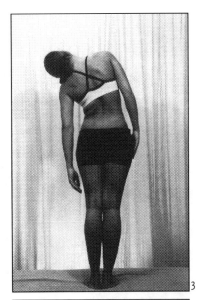

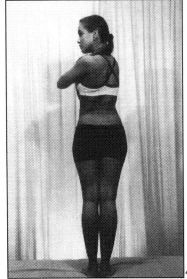
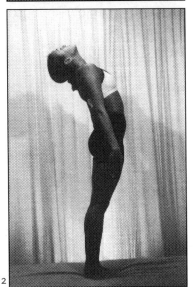

6 Functietests onderste extremiteit

De volgende gewrichten worden hierbij getest:
• de heup;
• de knie;
• de enkel.

6.1 De heup

De meest voorkomende aandoening aan het heupgewricht zijn luxaties en fracturen. Er zijn spieren die van de wervelkolom naar de heup toe lopen (m. iliopsoas) en van de knie naar het heupgewricht (m. quadriceps). Deze spieren kunnen invloed uitoefenen op het functioneren van het heupgewricht. Belangrijk bij problemen aan gewrichten van de onderste extremiteit, dus ook het heupgewricht, is ook het inspecteren van het looppatroon.

Het actieve functieonderzoek

Alvorens men overgaat tot het actieve functieonderzoek van de heup, kan men met de hurktest al een idee krijgen over het functioneren van het heupgewricht. Deze belaste sneltest zegt iets over de mobiliteit en de spierkracht van de heup. Men let hierbij op pijn, links/rechtsverschil en eventueel optredende compensaties.

Het actieve functieonderzoek vindt plaats in ruglig, waarbij de volgende bewegingen door de sporter gemaakt worden:
• **anteflexie:** de heup wordt zo ver mogelijk gebogen waarbij de gebogen knie zo ver mogelijk naar de borst gebracht moet worden.
• **retroflexie:** het te testen been moet langs de bank naar beneden gebracht worden, terwijl het andere been met gebogen knie op de bank wordt neergezet. Dit is nodig om het bekken en de lage rug te fixeren, zodat deze delen niet mee kunnen bewegen.
• **abductie:** de hiel van het niet te testen been moet ter fixatie over de bankrand geplaatst worden. Het te testen been wordt vervolgens zo ver mogelijk opzij bewogen. Hierbij moeten de tenen van de voet recht omhoog wijzen, anders is men geneigd om het been in exorotatiestand te zetten, waardoor het geen zuivere abductiebeweging meer is.
• **adductie:** het niet te testen been moet over het te testen been neergezet worden. Het te testen been wordt vervolgens zo ver mogelijk naar binnen gebracht.

• **exorotatie/endorotatie:** het gestrekte been moet zo ver mogelijk, respectievelijk naar buiten en naar binnen gedraaid worden. Dit kan tegelijkertijd uitgevoerd worden zodat beide benen goed met elkaar vergeleken kunnen worden. De knieën moeten bij deze test goed gestrekt blijven.

Het passieve functieonderzoek

Alle actieve tests worden passief herhaald. Dat wil zeggen dat de sporter ontspant en de verzorger nu de beenbewegingen uitvoert. Hierbij letten we op het eindgevoel, pijn, bewegingsuitslag en links/rechtsverschil. Het normale eindgevoel in de heup is:
- bij anteflexie: zacht (weefselcompressie);
- bij abductie: verend (rek van spieren);
- bij de rest: stug (banden kapsel).

• De **anteflexie** wordt getest door het been met gebogen knie in de heup passief te flecteren (foto 5).
• Bij de **retroflexie** wordt het been passief naar achteren bewogen (foto 6). Hierbij let men op het niet mee laten bewegen van het bekken en de lage rug.

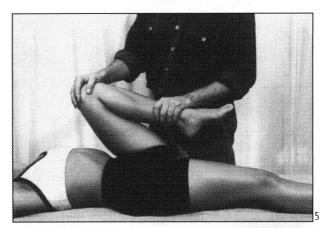
5

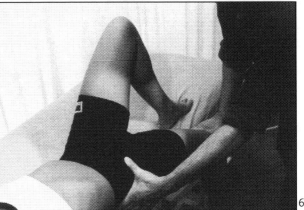
6

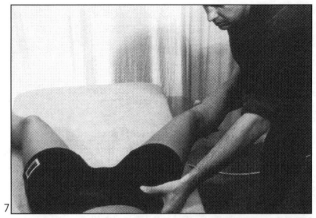

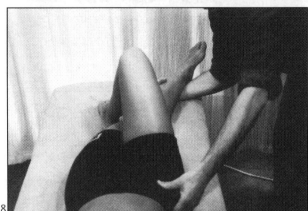

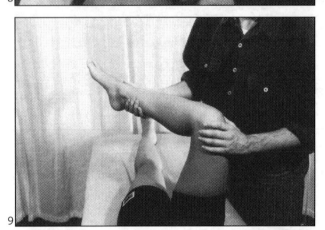

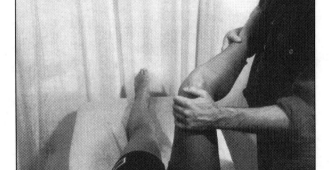

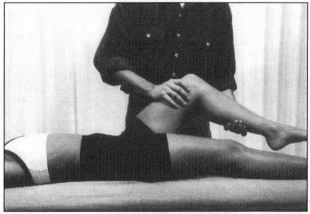

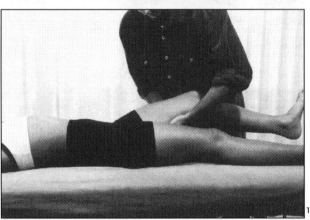

- De **abductie** wordt getest door het been passief opzij te bewegen zonder dat het bekken mee beweegt (foto 7). Hierbij controleer je met één hand het bekken ter hoogte van de spina iliaca anterior superior. De voet van het niet te testen been wordt ter fixatie over de bankrand geplaatst.
- Bij de **adductie** wordt het been passief naar binnen bewogen (foto 8). Hierbij staat de verzorger aan de heterolaterale zijde en voelt tevens of het bekken mee beweegt.
- De **rotaties** kunnen het beste getest worden met de heup en knie in 90 graden flexie. Voor de exorotatie wordt het onderbeen passief naar binnen gedraaid (foto 9) en voor de endorotatie naar buiten (foto 10).

De weerstandstests

Alle bewegingsrichtingen worden op kracht getest. Er wordt een isometrische contractie van een spier of spiergroep gevraagd die ontstaat door de juiste hoeveelheid weerstand te geven aan de sporter zodat het te testen been niet bewogen wordt. Je past jouw weerstand als verzorger aan, aan de kracht die de sporter levert. Je let hierbij tevens op pijn, kracht, links/rechtsverschil en eventueel optredende compensaties.

• Voor de **flexie** moet de verzorger weerstand in de extensierichting geven, terwijl de sporter het been tegen zijn/haar weerstand inbuigt (foto 11).

• Voor de **extensie** geldt het omgekeerde (foto 12).

• De **abductie** test men door de sporter de benen te laten spreiden; dit kan tegelijkertijd of één voor één (foto 13).

• Bij **adductie** wordt gevraagd om de benen te sluiten (foto 14). Ook dit kan weer tegelijkertijd of één voor één.

• De **exorotatie** test men door vanuit 90 graden flexie-stand van heup en knie de sporter het onderbeen naar binnen te laten draaien (foto 15). Dit wordt door de verzorger aan de mediale zijde van het onderbeen, ter hoogte van de mediale malleolus, tegengehouden.

• Het omgekeerde vindt plaats voor de **endorotatie** (foto 16).

De lengtetests

Bij het heupgewricht worden twee spiergroepen op leng-te getest, te weten de adductoren en de m. iliopsoas.

Lengtetest m. iliopsoas

Een verkorte m. iliopsoas kan een versterkte lumbale lordose met vooroverkanteling van het bekken veroor-zaken. Om te constateren of deze spier verkort is wordt de volgende test uitgevoerd: de sporter gaat met het stuitje op de korte zijde van de behandelbank zitten. Vervolgens wordt het niet te testen been naar de borst opgetrokken en daar door beide handen vastgehouden. De sporter gaat dan op de rug liggen en houdt het been tegen de borst gefixeerd. Dit is nodig om de lumbale lordose af te vlakken (foto 17). Het te testen been hangt vrij af, waarbij de norm 180 graden is (het been moet horizontaal hangen). Indien de norm niet gehaald wordt dan mag de patiënt eventueel het been actief in retro-flexierichting bewegen om te kijken of de norm dan wel gehaald wordt.

Lengtetest van de adductoren

Lengtetests van de adductoren kunnen onderverdeeld worden in een test voor de lange adductor (m. gracilis) en de korte adductoren.

Lengtetest van de lange adductor (m. gracilis)

Hierbij zit de sporter in hurkzit waarbij eerst het gezonde been met gestrekte knie zijwaarts gestrekt wordt (foto 18). Daarna wordt het aangedane been gestrekt en ver-gelijkt men de afstand tussen beide voeten.

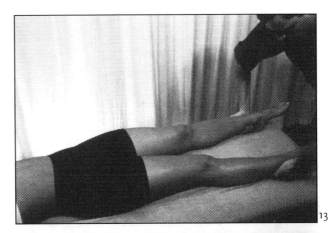

13

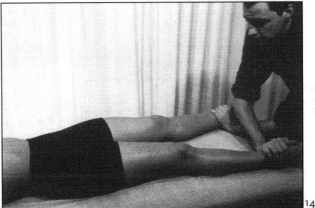

14

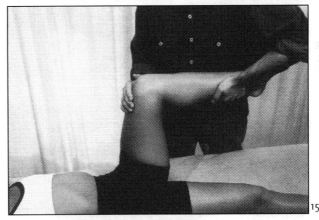

15

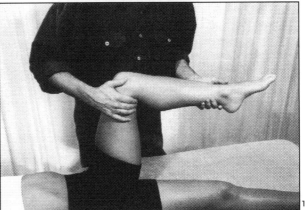

16

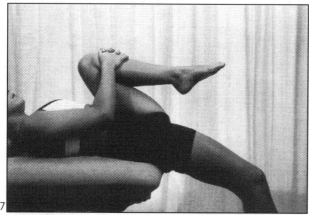

17

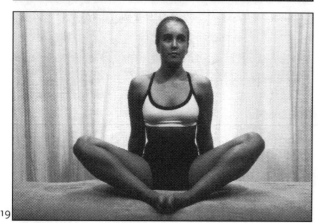

18

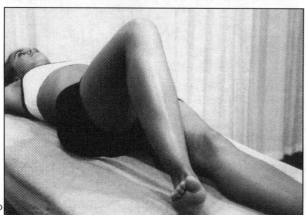

19

Lengtetest van de korte adductoren

De sporter zit op de bank en plaatst beide voetzolen tegen elkaar terwijl de knieën gebogen zijn. Vervolgens laat de sporter beide knieën zo ontspannen mogelijk naar buiten vallen (foto 19). In deze positie kan de sporter met de handen beide knieën nog verder naar buiten duwen om de adductoren nog verder op rek te brengen. Let hierbij goed op links/rechtsverschil en pijn.

6.2 De knie

De meeste klachten aan de knie zijn problemen met de kruisbanden, collaterale banden en menisci (het voetbalknietje). Deze letsels kunnen onder andere ontstaan bij kniedistorsies (verdraaiing of verstuiking van het kniegewricht).

Bij ernstige knieletsels kan een combinatie van laesies optreden, zoals het tegelijkertijd scheuren van het ligamentum collaterale mediale, het ligamentum cruciatum anterior en de mediale meniscus (trias van laesies).

Het actieve functieonderzoek

Voordat men met het actieve functieonderzoek van de knie begint, kan men een hurktest doen om een idee te krijgen over het functioneren van het kniegewricht. Dit is een belaste sneltest, die iets zegt over de mobiliteit en de spierkracht van de knie. Men let hierbij op pijn, links/rechtsverschil en eventueel optredende compensaties.

Het actieve functieonderzoek kan in ruglig uitgevoerd worden. De volgende actieve bewegingen worden getest: flexie, extensie, exorotatie (foto 20) en endorotatie (foto 21). Deze tests kunnen echter ook in zit uitgevoerd worden. Hierbij wordt gelet op pijn, bewegingsuitslag, bewegingsverloop, links/rechtsverschil en eventueel optredende compensaties.

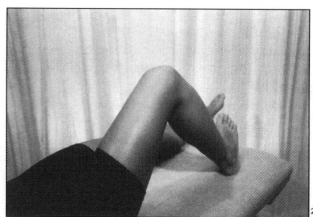

20

21

94

Het passieve functieonderzoek

Alle bewegingsrichtingen in de knie worden tevens passief getest. Hierbij let men op links/rechtsverschil, pijn, bewegingsuitslag en eindgevoel. Het normale eindgevoel in het kniegewricht is:
- flexie, zacht (weefselcompressie);
- extensie, hard (normaal hoort dit gevoel bij bot-op-bot-remming, maar in het geval van de knie is dit een ligamentaire remming);
- exorotatie/endorotatie, stug (banden kapsel).

- De **flexie** wordt getest door de knie passief te buigen (foto 22).
- De **extensie** test men door de knie passief te strekken, waarbij het bovenbeen goed gefixeerd wordt (foto 23).
- De **exorotatie** test men door met één hand de enkel in maximale dorsaalflexie te zetten. Hiermee zet je de enkel als het ware op slot. Op deze manier kun je dan goed de tibia ten opzichte van het femur naar buiten draaien voor de exorotatie (foto 24).
- **Endorotatie** test men door de tibia naar binnen te draaien (foto 25).

De weerstandstests

Voor alle bewegingsrichtingen wordt een isometrische contractie van een spier of spiergroep gevraagd. Er wordt hierbij gelet op pijn, kracht, links/rechtsverschil en eventueel optredende compensaties.

- De **flexie** wordt getest door de sporter te vragen om de knie te buigen, hetgeen wordt tegengehouden door de verzorger (foto 26). Dit is tevens een specifieke krachttest van de m. hamstrings.
- De **extensie** test men door de sporter de knie tegen de weerstand in te laten strekken (foto 27). Dit is tevens een specifieke krachttest van de m.quadriceps.
- Bij de **exorotatie** neemt men dezelfde uitgangshouding aan als bij de passieve test. De verzorger beweegt vervolgens de voet naar binnen toe en aan de sporter wordt gevraagd dit tegen te houden (foto 28).
- Voor de **endorotatie** wordt de voet door de verzorger naar buiten bewogen, waarbij de sporter gevraagd wordt dit tegen te houden (foto 29).

De lengtetests

Er zijn twee belangrijke spiergroepen van de knie die op lengte getest worden: de m. quadriceps en de m. hamstrings.

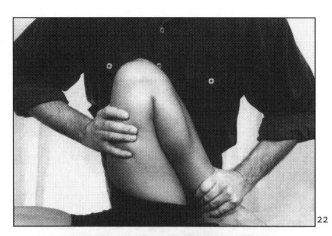
22

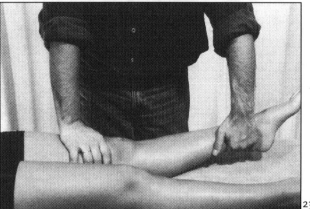
23

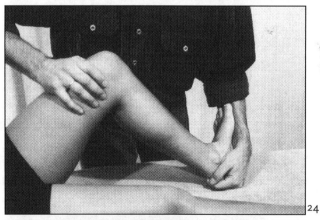
24

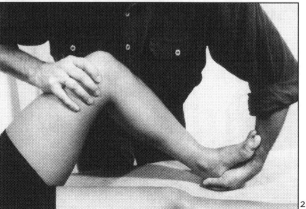
25

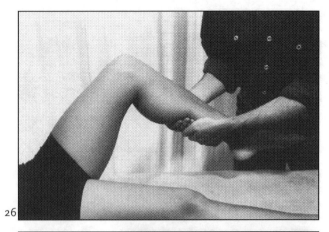

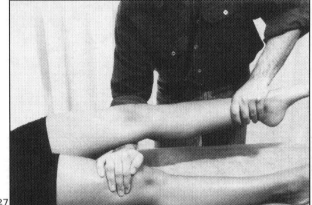

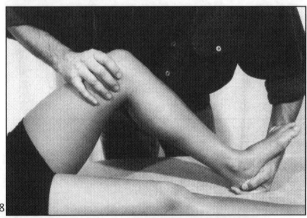

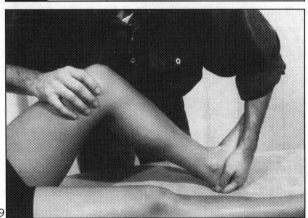

Lengtetest van de m. quadriceps

Er bestaan verschillende manieren om de m. quadriceps op lengte te testen. Er worden hier twee manieren besproken.

1. De sporter zit op de bank met één afhangend been. Het niet te testen been wordt opgetrokken om het bekken en de lage rug te stabiliseren. Vervolgens wordt het te testen been bij de enkel vastgepakt en zo ver mogelijk naar achteren getrokken. Hierbij moet de rug recht gehouden worden (foto 30). De hoek tussen de romp en het dijbeen wordt met elkaar vergeleken. Deze test geniet de voorkeur omdat de sporter het zelf uitvoert.

2. De sporter ligt op de buik en vervolgens wordt het te testen been door de verzorger maximaal in de knie gebogen. De verzorger fixeert het bekken met de vrije hand/onderarm (foto 31). Dit laatste is noodzakelijk omdat de m. rectus femoris een bi-articulaire spier is die zijn origo aan het bekken heeft. Door de fixatie van de verzorger kan het bekken niet meebewegen.

Bij bovenstaande lengtetests let men op pijn, links/rechtsverschil, bewegingsuitslag en eventueel optredende compensaties.

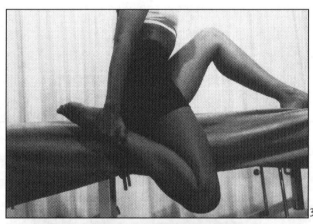

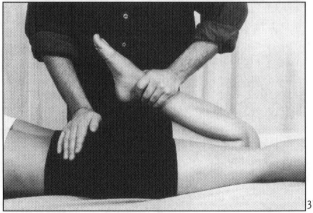

Lengtetest van de m. hamstrings

Er bestaan verschillende manieren om de m. hamstrings op lengte te testen. Hier zullen twee manieren besproken worden. Bij de eerste test wordt het te testen been gestrekt op de bank neergelegd. Het niet te testen been wordt gebogen en gefixeerd door de arm van de sporter. De hamstrings van het gestrekte been worden op lengte getest door met de hand richting de tenen te bewegen. Hierbij moet de knie volledig gestrekt blijven (foto 32). Bij de tweede lengtetest wordt het niet te testen been langs de bankrand op de grond neergezet. Het te testen been wordt in de knie volledig gestrekt. Daarna wordt met de handen richting de voet bewogen (foto 33). Bij bovenstaande lengtetest let men op pijn, links/rechtsverschil, bewegingsuitslag en eventueel optredende compensaties.

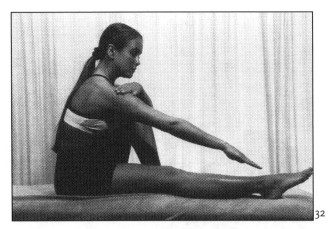
32

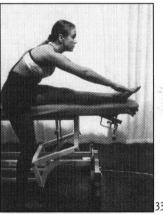
33

Specifieke bandtests van de knie

De specifieke tests van de knie beperken zich tot het testen van de collaterale banden en kruisbanden. De collaterale banden geven zijdelingse stabiliteit in het kniegewricht (valgisering/varisering). In extensiestand van de knie mag deze beweeglijkheid niet optreden. De kruisbanden zorgen ervoor dat de tibia en femur ten opzichte van elkaar niet in voor- en achterwaartse richting verschoven kunnen worden.

Test voor de mediale collaterale band

Als wij deze band willen testen op laxiteit dan moet er een valgiserende beweging van het kniegewricht gemaakt worden (foto 34). De sporter ligt hierbij op de rug met gestrekte, ontspannen knie. De verzorger plaatst één hand aan de laterale zijde van het bovenbeen, net boven het kniegewricht. De andere hand wordt geplaatst aan de mediale zijde van het onderbeen, net boven de mediale malleolus. De distale hand duwt het onderbeen naar lateraal. De proximale hand fixeert het bovenbeen zodat er een valgusbeweging in het kniegewricht ontstaat. Men let hierbij op pijn, bewegingsuitslag en links/rechtsverschil.

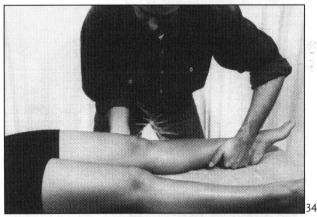
34

Test voor de laterale collaterale band

Als wij deze band willen testen op laxiteit dan moet er een variserende beweging van het kniegewricht gemaakt worden (foto 35). De sporter ligt hierbij op de rug met gestrekte ontspannen knie. De verzorger plaatst één hand aan de mediale zijde van het bovenbeen, net boven het kniegewricht. De andere hand wordt geplaatst aan de laterale zijde van het onderbeen, net boven de laterale malleolus. De distale hand duwt het onderbeen naar mediaal. De proximale hand fixeert het bovenbeen zodat

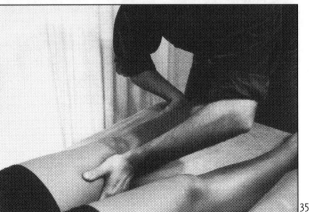
35

97

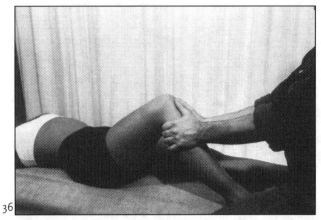

36

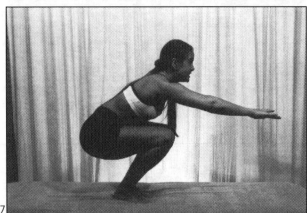

37

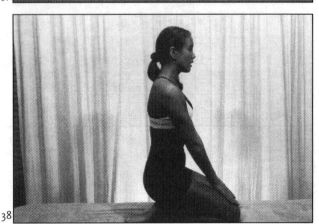

38

er een varusbeweging in het kniegewricht ontstaat. Men let hierbij op pijn, bewegingsuitslag en links/rechts-verschil.

De kruisbandtests
Hierbij test men de laxiteit van de kruisbanden waarbij de tibia ten opzichte van het femur in voor- en achter-waartse richting verschoven wordt. De sporter ligt hier-bij op de rug met de knie in 90 graden flexie en de voet plat op de bank. De verzorger omvat met beide handen het onderbeen ter hoogte van het kniegewricht. De beide duimen worden hierbij aan de voorzijde van de knie geplaatst ter hoogte van de gewrichtsspleet. De voet van de sporter wordt gefixeerd met het zitvlak van de ver-zorger. De musculatuur rondom het kniegewricht moet volledig ontspannen zijn. Voor de voorste kruisbandtest wordt de tibia ten opzichte van het femur naar ventraal getrokken. Voor de achterste kruisband wordt de tibia naar achteren geduwd (foto 36). Hierbij wordt gelet op bewegingsuitslag en links/rechtsverschil. Normaliter moet er weinig tot geen beweeglijkheid bestaan in zowel voor- als achterwaartse richting. Is dit wel het geval dan spreekt men van het schuifladefenomeen.

6.3 De enkel
De meeste klachten aan het enkelgewricht betreffen de enkeldistorsies. Hierbij wordt het bandapparaat aan de laterale of mediale zijde van het enkelgewricht gerekt. De ligamenten die bij een inversietrauma meestal zijn gerekt betreffen het ligamentum talofibulare anterior, ligamentum calcaneofibulare en het ligamentum talofi-bulare posterior. Het ligamentum talofibulare anterior is hierbij vaak het eerst en meest aangedaan. Het ever-sietrauma komt minder vaak voor. Dit betreft een over-rekking van het bandapparaat aan de mediale zijde (ligamentum deltoideum).

Het actieve functieonderzoek
Dit onderzoek wordt uitgevoerd in ruglig. De volgende bewegingen worden hierbij gemaakt: dorsaalflexie, plantairflexie, inversie en eversie. Hierbij wordt gelet op pijn, bewegingsuitslag, bewegingsverloop en links/rechtsverschil. Er bestaat echter ook de mogelijkheid om het actieve functieonderzoek in zit uit te voeren.

De dorsaalflexie en plantairflexie kunnen ook ver-hoogd belast getest worden. Zo kun je voor de dorsaal-flexie vanuit stand langzaam tot hurkzit komen waarbij de hielen plat op de grond moeten blijven staan (foto 37). Voor de plantairflexie kun je vanuit knieënstand langzaam tot zit op de hielen komen (foto 38).

Het passieve functieonderzoek

Alle bewegingsrichtingen worden ook passief getest. Hierbij wordt gelet op pijn, bewegingsuitslag, links/rechtsverschil en eindgevoel. Het normale eindgevoel in het enkelgewricht is:
• dorsaalflexie en eversie: hard eindgevoel;
• plantairflexie en inversie: stug eindgevoel.

• De **dorsaalflexie** wordt getest door de voet passief omhoog te bewegen (foto 39). Hierbij wordt het onderbeen goed gefixeerd.
• De **plantairflexie** test men door de voet passief naar beneden te bewegen (foto 40).
• De **inversie** wordt getest door de voet naar binnen te bewegen en het onderbeen vanaf de mediale zijde te fixeren (foto 41).
• De **eversie** test men door de voet naar buiten te bewegen en het onderbeen vanaf de laterale zijde te fixeren (foto 42).
Bij de laatste twee tests moet men goed de combinatiebewegingen van de inversie en eversie in de gaten houden. Bij inversie is dit: plantairflexie, supinatie en adductie. Bij eversie is dit: dorsaalflexie, pronatie en abductie.

De weerstandstests

Alle bewegingsrichtingen worden getest op kracht waarbij er een isometrische contractie van een spier of spiergroep moet optreden. Hierbij wordt tevens gelet op pijn, links/rechtsverschil en eventueel optredende compensaties. Men kan de krachttests ook verhoogd belast uitvoeren door bijvoorbeeld op de tenen of hakken te gaan staan met één of twee benen.

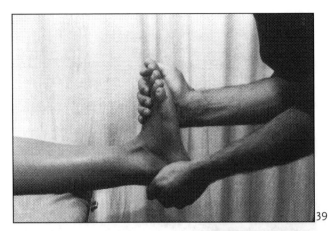
39

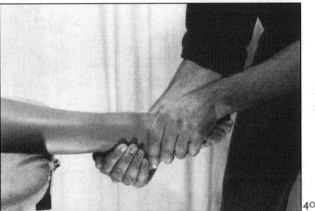
40

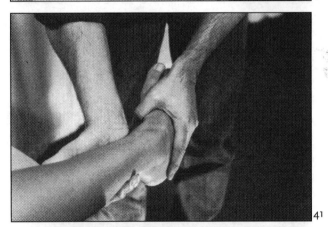
41

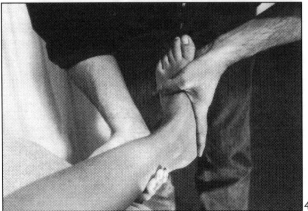
42

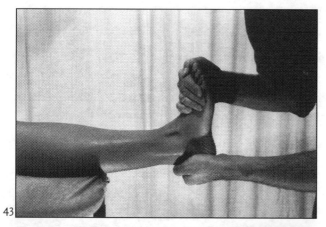

43

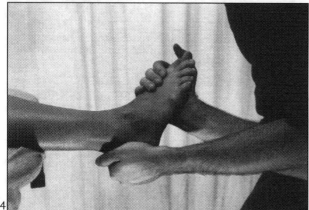

44

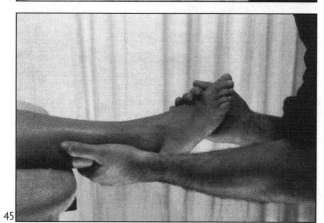

45

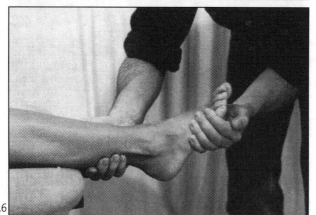

46

• De **dorsaalflexie** test men door de voet tegen de weerstand van de verzorger in, op te laten trekken (foto 43).
• De **plantairflexie** wordt getest door de voet tegen de weerstand van de verzorger naar beneden te laten duwen (foto 44). Dit is tevens een specifieke krachttest van de m. triceps surae.
• De **inversie** test men door de voet tegen de weerstand van de verzorger in, naar binnen te laten bewegen (foto 45). Let hierbij op de combinatiebeweging.
• De **eversie** wordt getest door de voet tegen de weerstand van de verzorger in naar buiten te laten bewegen (foto 46). Let ook hierbij weer op de combinatiebeweging.

Lengtetest m. triceps surae
Omdat de m. triceps surae uit twee spieren bestaat (de m. gastrocnemius en de m. soleus) maken wij met de lengtetest een onderscheid hiertussen.

Lengtetest m. soleus

De m. soleus is een spier die alleen over het enkelge-wricht werkt (mono-articulair) en dus alleen over dit gewricht op lengte gebracht moet worden. Deze spier veroorzaakt met name plantairflexie in het enkelge-wricht, en wordt dus via dorsaalflexie gerekt. De sporter staat in voor-achterwaartse spreidstand (schredestand). Het achterste been wordt in de knie licht gebogen en de voet wordt recht naar voren plat neergezet (foto 47). Vervolgens zakt de sporter door het voorste been met de romp naar voren toe, zodat de m. soleus van het achterste been gerekt wordt. Hierbij moet de hiel van de achterste voet goed op de grond gehouden worden. Let hierbij op pijn, bewegingsuitslag en eventueel optredende compensaties, zoals de hiel die los kan komen van de grond. Bij deze test is het belangrijk om de voeten op gelijke hoogte neer te zetten.

Lengtetest m. gastrocnemius

De m. gastrocnemius werkt niet alleen over het enkel-gewricht, maar tevens over het kniegewricht (bi-arti-culair). Deze spier veroorzaakt namelijk naast plantair-flexie in het enkelgewricht ook knieflexie. Om deze spier maximaal op lengte te brengen, moet de knie maximaal in extensie en de enkel maximaal in doorsaal-flexie bewogen worden. De lengtetest kan men zowel enkel- als dubbelzijdig uitvoeren.

Enkelzijdige lengtetest m. gastrocnemius

De sporter staat in dezelfde uitgangshouding als op foto 47, alleen nu met de knie van het achterste been in volle-dige strekking (foto 48). Vervolgens zakt de sporter weer door het voorste been naar voren toe, zodat de m. gastroc-nemius van het achterste been gerekt wordt. Hierbij is het belangrijk dat de knie van het achterste been gestrekt moet blijven en de hiel op de grond moet blijven staan.

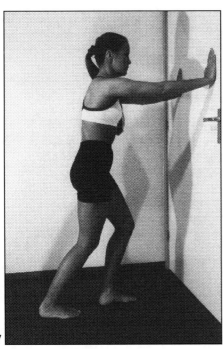

47

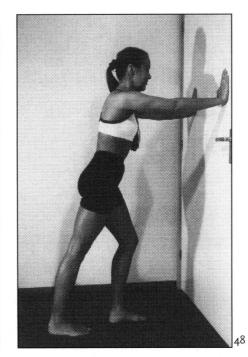

48

Dubbelzijdige lengtetest m. gastrocnemius
De sporter staat circa 80 cm van de muur met beide
voeten naast elkaar en de armen gestrekt (foto 49).
Vervolgens worden beide armen in de ellebogen langzaam gebogen, waardoor de romp naar voren beweegt
(foto 50). Hierbij moeten beide knieën gestrekt blijven
en beide hielen op de grond blijven staan.
    Men let bij beide tests op pijn, links/rechtsverschil,
bewegingsuitslag en eventueel optredende compensaties,
zoals het loskomen van de hiel van de grond.

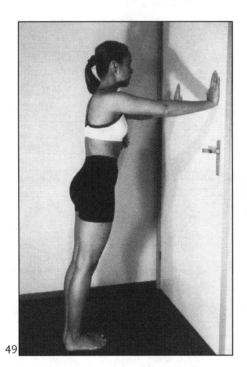
49

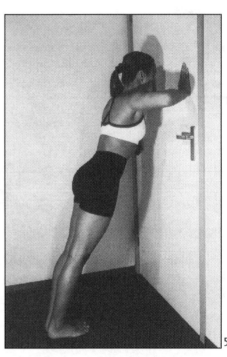
50

7 Functietests bovenste extremiteit

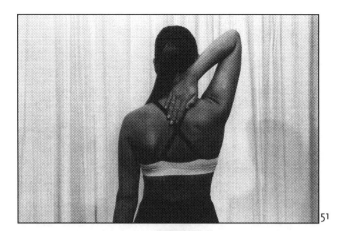
51

De volgende gewrichten worden hierbij getest:
• de schouder;
• de elleboog;
• de pols;
• de vingers;
• de duim.

7.1 De schouder

Het actieve functieonderzoek

De volgende bewegingen worden actief in stand getest: de anteflexie, retroflexie, abductie, adductie, exorotatie en de endorotatie. Bij de schouder is het goed mogelijk om bewegingen aan beide zijden tegelijkertijd te laten uitvoeren. Zo kun je meteen links/rechtsverschillen duidelijk waarnemen. Verder let je bij het actieve functieonderzoek op pijn, bewegingsverloop en bewegingsuitslag. Er bestaat ook een overzichtstest (sneltest) voor de anteflexie/exorotatie (foto 51). De plaatsen waar de vingertoppen de wervelkolom raken worden hierbij met elkaar vergeleken. Ook voor de retroflexie/endorotatie bestaat een overzichtstest (foto 52). Hierbij let je op de plaatsen waar de gestrekte duimen de wervelkolom raken.

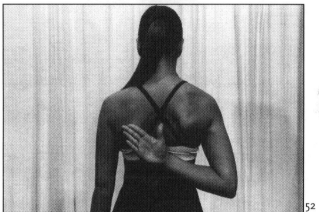
52

Het passieve functieonderzoek

Alle bewegingsrichtingen worden passief getest. Hierbij let je op pijn, bewegingsuitslag, links/rechtsverschil en het eindgevoel. Voor het normale eindgevoel in het schoudergewricht geldt dat alle bewegingsrichtingen een stug eindgevoel hebben. Het passief bewegingsonderzoek wordt enkelzijdig uitgevoerd, waarbij één hand van de verzorger de arm van de sporter beweegt. De andere hand begeleidt deze beweging zodat er weinig rompcompensatie kan plaatsvinden.

• De **anteflexie** wordt getest door met één hand de arm ter hoogte van de elleboog vast te pakken en de schouder te flecteren. Met de andere hand wordt de romp via de schoudergordel gestabiliseerd en wordt de beweging begeleid (foto 53).

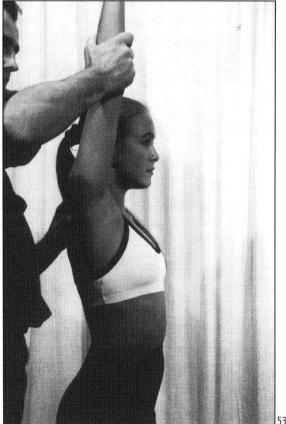
53

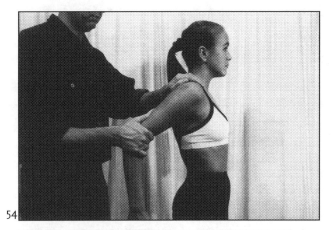

54

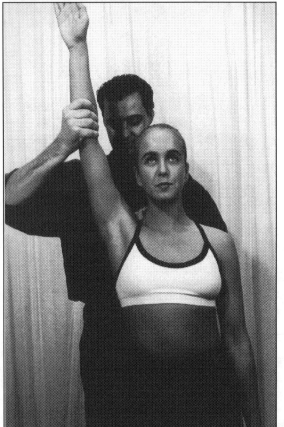

55

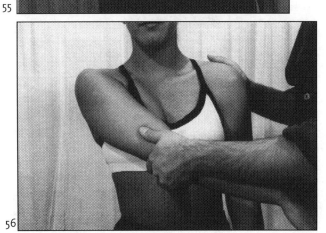

56

• De **retroflexie** test men door de arm met gebogen elleboog naar achteren te bewegen (foto 54). Hierbij wordt de romp met de vrije hand van de verzorger via de schoudergordel gecontroleerd.

• De **abductie** test men door de arm zijwaarts tot de eindgrens omhoog te bewegen (foto 55). Let hierbij op eventuele rompcompensaties.

• De **adductie** wordt getest door de arm voor de romp langs zijwaarts naar binnen te bewegen (foto 56). Ook hierbij let men weer goed op eventueel optredende compensaties via de romp.

• De **exorotatie** test men door de onderarm met 90 graden flexie van de elleboog naar buiten te bewegen. Hierbij wordt de elleboog met de andere hand tegen de romp aan gefixeerd (foto 57).

• De **endorotatie** vindt in omgekeerde richting plaats. Hierbij wordt de onderarm naar binnen bewogen. Omdat deze beweging vaak door de buik van de sporter wordt geremd, voert men deze test meestal meteen achter de romp uit. Men beweegt hierbij tot de eindgrens waarbij tevens de elleboog weer gecontroleerd moet worden (foto 58).

De weerstandstests

Om een goed beeld te krijgen van de kracht van de armen, kiest men voor enkelzijdig uitgevoerde kracht-tests.

• De anteflexie, retroflexie, de abductie en adductie worden vanuit de anatomische stand op kracht getest. Hierbij moet een isometrische contractie van een spier of spiergroep ontstaan. De hand van de verzorger die de weerstand geeft wordt daarbij net boven de elleboog geplaatst. Voor de anteflexie wordt de hand van de verzorger aan de ventrale zijde van de elleboog geplaatst. Voor de retroflexie plaatst men de hand aan de dorsale zijde enzovoort.

• De exorotatie wordt getest vanuit dezelfde stand als de passieve test. In deze positie wordt gevraagd om de onderarm naar buiten te bewegen tegen de weerstand van de verzorger in. De hand van de verzorger wordt hierbij aan de laterale zijde van de onderarm geplaatst (foto 59).

• Voor de endorotatie geldt het omgekeerde. Hierbij wordt de hand van de verzorger aan de mediale zijde van de onderarm geplaatst (foto 60).

Bij deze weerstandstests let men op pijn, kracht, links/rechtsverschil en eventueel optredende compensaties.

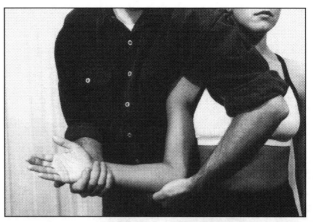

57

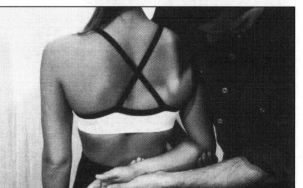

58

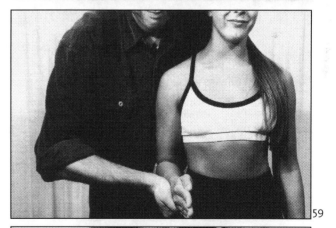

59

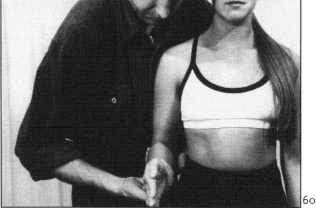

60

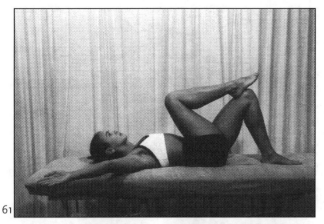

61

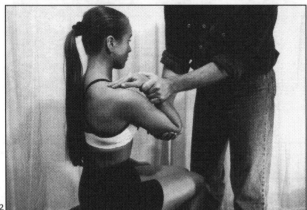

62

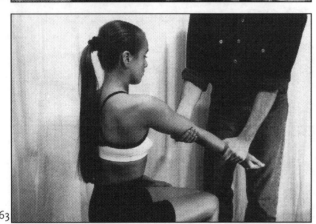

63

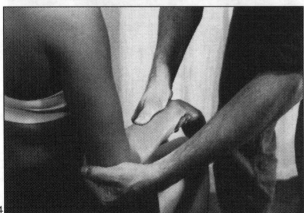

64

De lengtetest

De m. pectoralis major wordt bij het schoudergewricht op lengte getest. Deze heeft namelijk sterk de neiging tot verkorten waardoor er een protractiestand van de schoudergordel kan ontstaan. De patiënt ligt hierbij op de rug met opgetrokken knieën om de lumbale lordose af te vlakken. De armen worden hierbij in 100 graden abductie gebracht en naar achteren bewogen (foto 61). Als norm geldt dat de armen net door het frontale vlak naar achteren bewogen moeten kunnen worden. Men kan bij deze test de sporter vragen om tegelijkertijd volledig uit te ademen. Hierbij wordt deze spier dan nog meer op lengte gebracht.

Indien de sporter op een brede bank ligt, kunnen de armen moeilijk door het frontale vlak naar achteren bewogen worden, omdat dan de bank in de weg zit. Om dit probleem op te lossen, kan men deze test enkelzijdig uitvoeren, door de te testen arm buiten de bankrand verder te laten bewegen. Vervolgens schuift de sporter op naar de andere bankrand, om vervolgens de andere arm te testen. De bewegingsuitslagen van de armen moeten dan goed met elkaar vergeleken worden. Wil je als sportverzorger de test toch dubbelzijdig uitvoeren, dan kun je ook kiezen voor de lengtetest in zit (bijvoorbeeld op een stoel). Ook hierbij let je goed op bewegingsuitslagen en compensaties.

7.2 De elleboog

Het actieve functieonderzoek

De volgende bewegingsrichtingen van de elleboog worden actief getest: flexie, extensie, pronatie en supinatie. De pro- en supinatie worden getest vanuit 90 graden flexiestand van de elleboog. De elleboog moet hierbij in de zij gehouden worden. Alle bewegingsrichtingen kunnen goed tegelijkertijd voor beide ellebogen uitgevoerd worden. Er wordt gelet op pijn, bewegingsverloop, bewegingsuitslag en links/rechtsverschil.

Het passieve functieonderzoek

Alle bewegingen worden door de sportverzorger passief uitgevoerd. Men let hierbij op pijn, bewegingsuitslag, links/rechtsverschil en het eindgevoel.
Het normale eindgevoel in de elleboog is:
- flexie: zacht eindgevoel;
- extensie: hard eindgevoel;
- pro- en supinatie: stug eindgevoel.

• De **flexie** test men door de elleboog in supinatiestand passief te buigen (foto 62).

• De **extensie** wordt getest door de elleboog passief te strekken (foto 63).
• De **pronatie** test men vanuit een 90 graden flexie in de elleboog, waarbij de onderarm vanuit de middenpositie naar binnen gedraaid wordt. Dit kan men met twee handen doen, waarbij men goed moet letten op compensatiebewegingen van de elleboog (foto 64).
• De **supinatie** test men vanuit dezelfde positie, maar nu wordt de onderarm vanuit de middenpositie naar buiten gedraaid (foto 65).

De weerstandstests

Alle bewegingsrichtingen worden getest op kracht door een isometrische contractie van een spier of spiergroep uit te voeren. Verder let men op pijn, links/rechtsverschil en eventueel optredende compensaties. Ook kan men bepaalde spieren verhoogd belast op kracht testen. Zo kan men voor de m. biceps brachii zichzelf optrekken (foto 66) en voor de m. triceps brachii zichzelf opdrukken (foto 67).

• De **flexie** test men door met 90 graden gebogen elleboog in supinatiestand de elleboog tegen de weerstand van de verzorger in te buigen. Dit is tevens een specifieke krachttest voor de m. biceps brachii.
• De **extensie** test men door vanuit dezelfde uitgangshouding de elleboog tegen de weerstand in te laten strekken. Dit is tevens een specifieke krachttest voor de m. triceps brachii.
• De **pronatie** wordt getest door de onderarm vanuit de middenpositite met twee handen naar buiten te draaien, terwijl dit door de sporter tegengehouden moet worden (foto 68).
• De **supinatie** test men door de onderarm vanuit de middenpositie met twee handen naar binnen te draaien terwijl dit door de sporter tegengehouden wordt (foto 68).

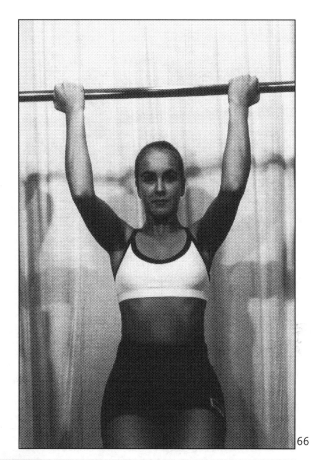

66

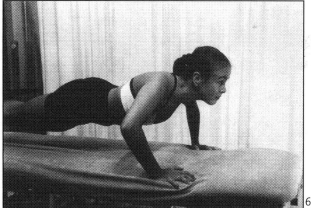

67

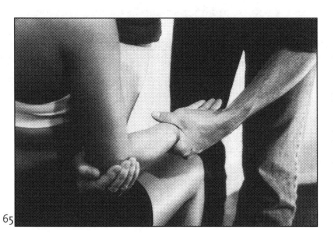

65

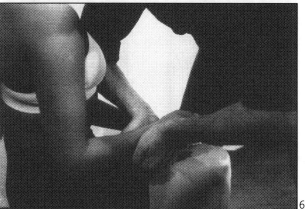

68

107

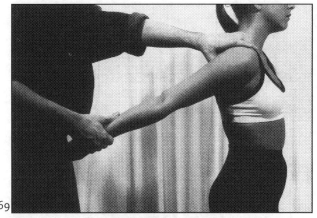

69

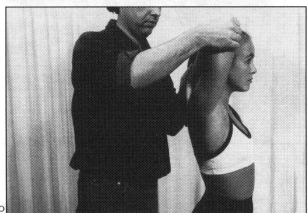

70

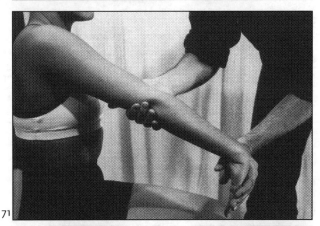

71

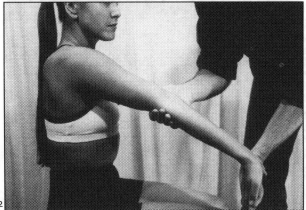

72

De lengtetests

Er wordt een aantal spieren bij de elleboog op lengte getest. Dit zijn de m. biceps brachii, m. triceps brachii, de extensorengroep van de onderarm en de flexorengroep van de onderarm.

Lengtetest van de m. biceps brachii

De m. biceps brachii wordt maximaal op lengte gebracht door zowel de elleboog als de schouder in een bepaalde richting te bewegen. Dit is noodzakelijk omdat de m. biceps brachii een bi-articulaire spier is. De elleboog wordt hierbij maximaal gestrekt en geproneerd. De schouder wordt vervolgens in maximale retroflexie gebracht (foto 69).

De lengtetests van de m. triceps brachii

Deze spier moet net als de m. biceps brachii vanwege zijn bi-articulaire werking over zowel de elleboog als de schouder maximaal op lengte gebracht worden. De elleboog wordt maximaal gebogen en gesupineerd. De schouder wordt vervolgens maximaal in anteflexie gebracht (foto 70).

Lengtetest van de extensorengroep van de onderarm

De extensorengroep wordt vaak getest op lengte in verband met het eventueel aanwezig kunnen zijn van een tenniselleboog. De elleboog wordt volledig gestrekt waarbij de pols maximaal in palmairflexie wordt gezet (foto 71). Men kan hierbij eventueel de vingers in maximale flexie zetten indien men alle extensoren wil rekken.

Lengtetest van de flexorengroep van de onderarm

De flexorengroep wordt vaak getest op lengte in verband met het eventueel aanwezig kunnen zijn van een golferselleboog. De elleboog wordt volledig gestrekt waarbij de pols maximaal in dorsaalflexie wordt gezet (foto 72). Men kan hierbij eventueel de vingers in maximale extensie zetten, indien men alle flexoren wil rekken.

Bij bovenstaande tests let men op pijn, links/rechtsverschil en bewegingsuitslag.

7.3 De pols

Het actieve functieonderzoek

De volgende bewegingsrichtingen worden actief getest: palmairflexie, dorsaalflexie, ulnairabductie (ulnairdeviatie) en radiaalabductie (radiaaldeviatie). Men kan deze bewegingen tegelijkertijd testen waarbij men let op pijn, bewegingsverloop, bewegingsuitslag en links/rechtsverschil. Meestal worden bij het testen van de pols de onderarmen op een voetenrol geplaatst om zodoende de handen vrij te kunnen laten bewegen. Er bestaan echter ook twee sneltests voor de palmair- en dorsaalflexie van de pols.

- Voor de **palmairflexie** van de pols worden beide handruggen tegen elkaar geplaatst en de onderarmen naar beneden bewogen tot ze horizontaal staan (foto 73). Men let hierbij op het moment waarop het contact tussen de handen wordt verbroken. Dit gebeurt het eerst aan de kant waar de blessure zich bevindt.
- Voor de **dorsaalflexie** van de pols worden beide handpalmen tegen elkaar geplaatst en de onderarmen naar boven bewogen tot ze horizontaal staan (foto 74). Men let hierbij op het moment waarop het contact tussen de handen wordt verbroken. Dit gebeurt het eerst aan de kant waar de blessure zich bevindt.

Het passieve functieonderzoek

De passieve tests van de pols worden uitgevoerd met licht gebogen ellebogen waarbij men let op pijn, bewegingsuitslag, links/rechtsverschil en eindgevoel. Het normale eindgevoel in de pols is een stug eindgevoel hetgeen geldt voor alle bewegingsrichtingen.

- De **dorsaalflexie** wordt getest door de hand passief te strekken waarbij de onderarm gefixeerd wordt (foto 75). De vingers blijven hierbij ontspannen.
- De **palmairflexie** test men door de hand passief te buigen (foto 76).

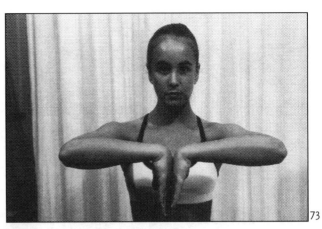
73

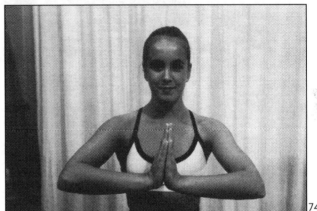
74

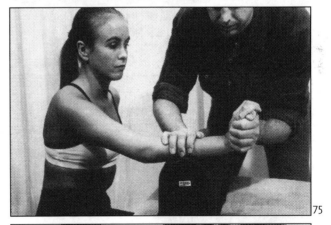
75

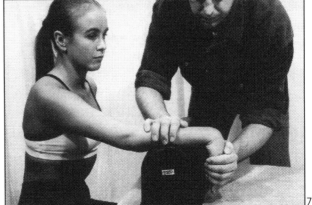
76

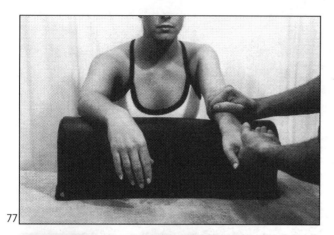

77

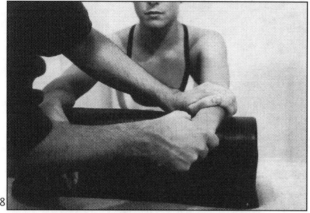

78

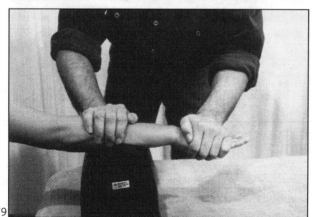

79

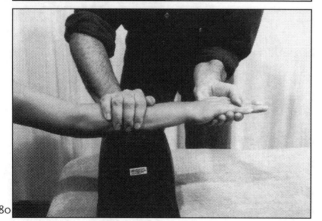

80

• De **ulnairabductie** wordt getest door de hand passief naar buiten te bewegen (foto 77).
• De **radiaalabductie** wordt getest door de hand passief naar binnen te bewegen (foto 78).

De weerstandstests
Alle bewegingsrichtingen worden op kracht getest door een isometrische contractie van een spier of spiergroep uit te voeren. Hierbij wordt tevens gelet op pijn en links/rechtsverschil.

• De **dorsaalflexie** test men door de hand tegen de weerstand van de sporter in richting palmairflexie te duwen (foto 79). Dit is tevens een specifieke kracht-test voor de extensorengroep van de onderarm.
• De **palmairflexie** wordt getest door de hand richting dorsaalflexie te duwen tegen de weerstand van de sporter in (foto 80). Dit is tevens een specifieke krachttest voor de flexorengroep van de onderarm.
• De **ulnairabductie** test men door de sporter de hand naar buiten te laten bewegen tegen de weerstand van de verzorger in (foto 81).
• De **radiaalabductie** wordt getest door de sporter de hand naar binnen te laten bewegen tegen de weer-stand van de verzorger in (foto 82).

De gehele extensorengroep kan men ook op kracht en pijn testen door een zwaar object in de bovengreep op te tillen (foto 83). Voor de gehele flexorengroep kan men een zwaar object in de ondergreep optillen (foto 84). Beide tests moeten met gestrekte elleboog uitge-voerd worden.

7.4 De vingers

Alvorens men overgaat tot het actieve functieonderzoek van de vingers, kan men de sporter een vuist laten maken. Deze sneltest zegt iets over de mobiliteit en de spierkracht van de vingers. Men let hierbij op pijn, links/rechtsverschil en eventueel optredende compensaties.

Het actieve functieonderzoek

De volgende bewegingsrichtingen worden actief getest: de flexie, extensie, het spreiden en sluiten van de vingers. Men let hierbij op pijn, bewegingsverloop, bewegingsuitslag en links/rechtsverschil.

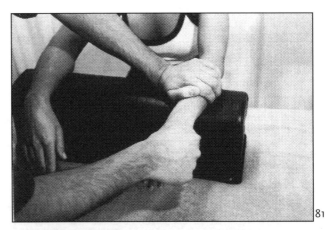

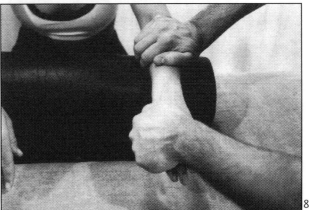

Het passieve functieonderzoek

Alle bewegingsrichtingen worden door de sportverzorger ook passief getest. Men let hierbij op pijn, bewegingsuitslag, links/rechtsverschil en eindgevoel. Het eindgevoel van de vingergewrichten is stug (kapsel en banden).

Let bij alle bewegingen goed op de fixatie van de botstukken die niet bewogen worden. Het te testen gewricht moet zich tussen het gefixeerde botstuk en het botstuk dat bewogen wordt bevinden. Zo moet voor de flexie van een proximaal interfalangeaal gewricht, de proximale falanx goed gefixeerd worden. Vervolgens wordt het gewricht gebogen via het bewegen van de mediane falanx.

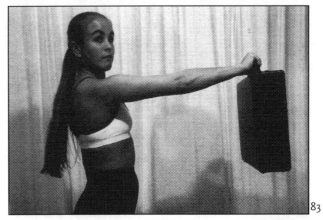

De weerstandstests

Alle bewegingsrichtingen worden getest op kracht door een isometrische contractie van een spier of spiergroep uit te laten voeren. Hierbij wordt gelet op pijn, kracht, links/rechtsverschil en eventueel optredende compensaties. Men kan ook de kracht, als een soort overzichtstest, beoordelen door de sporter jou een stevige handdruk te laten geven.

Er bestaan voor de vingers geen duidelijke lengtetests. De pezen van de vingers worden echter door de lengtetests van de extensoren- en flexorengroepen ook op lengte gebracht.

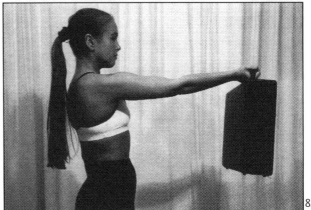

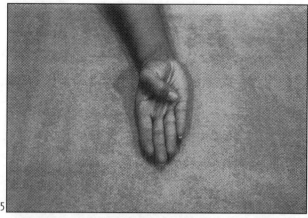

85

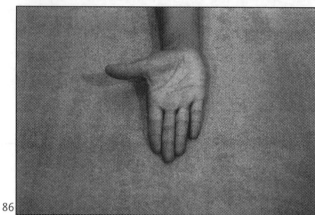

86

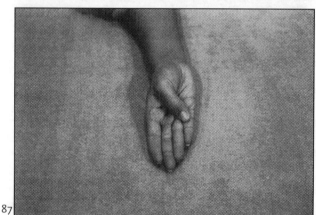

87

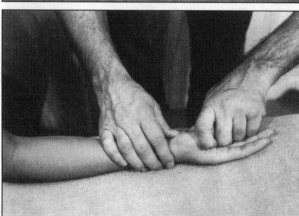

88

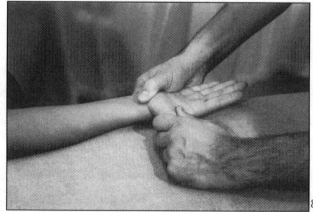

89

7.5 De duim

Bij het onderzoek van de duim wordt met name het carpometacarpale gewricht (het basisgewricht) op zijn functie getest.

Het actieve functieonderzoek

De volgende bewegingsrichtingen worden actief getest: de flexie, extensie, oppositie en repositie. Men let hierbij op pijn, bewegingsverloop, bewegingsuitslag en links/rechtsverschil.

- De **flexie** wordt getest door de duim actief te laten buigen (foto 85).
- De **extensie** test men door de duim actief te laten strekken (foto 86).
- De **oppositie** test men door het topje van de duim richting het metacarpofalangeale gewricht van de pink te laten bewegen (foto 87).
- De **repositie** test men door de duim vanuit oppositiestand weer terug te laten bewegen (foto 86).

Het passieve functieonderzoek

Alle bewegingsrichtingen worden door de sportverzorger ook passief getest. Men let hierbij op pijn, bewegingsuitslag, links/rechtsverschil en eindgevoel. Het eindgevoel van de duim is stug (kapsel en banden).

- De **flexie** wordt getest door de duim passief te buigen (foto 88).
- De **extensie** test men door de duim passief te strekken (foto 89).

• De **oppositie** test men door het topje van de duim passief richting het metacarpofalangeale gewricht van de pink te bewegen (foto 90).

• De **repositie** test men door de duim vanuit oppositie-stand passief tot de eindstand terug te brengen (foto 91).

Let bij alle bewegingen goed op de fixatie van de bot-stukken die niet bewogen worden. Het te testen gewricht moet zich tussen het gefixeerde botstuk en het botstuk dat bewogen wordt bevinden.

De weerstandstests

Alle bewegingsrichtingen worden getest op kracht. Hierbij wordt tevens gelet op pijn, kracht, links/rechtsverschil en eventueel optredende compensaties. Bij de weer-standstests van de duim wordt door de verzorger weerstand gegeven tegen de proximale falanx. Er wordt hierbij een isometrische contractie van een spier of spiergroep gevraagd.

• De **flexie** wordt getest door de duim tegen weerstand in te laten buigen (foto 92).

• De **extensie** test men door de duim tegen weerstand in te laten strekken (foto 93).

• De **oppositie** test men door de duim tegen weerstand in te laten opponeren (foto 92).

• De **repositie** test men door de duim tegen weerstand in te laten reponeren (foto 93).

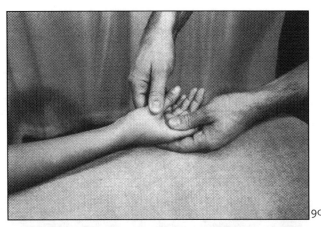

90

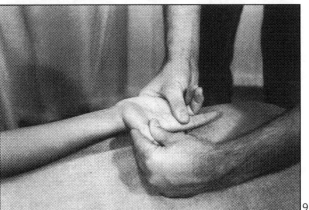

91

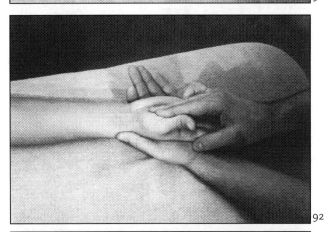

92

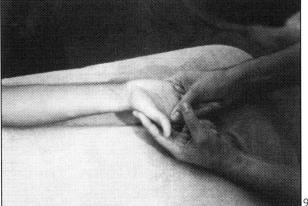

93

DEEL III   SPORTVERZORGING

1 Inleiding

Het derde deel van dit boek zal gaan over sportblessures en de behandeling ervan. De verschillende sportletsels worden beschreven, gevolgd door de eerste hulp bij sportongevallen en de verzorging van de sporter. Tevens wordt aandacht besteed aan preventieve maatregelen met betrekking tot sportblessures.

2 Weke-delentraumata

Onder weke-delentraumata verstaan wij letsels waarbij weke (zachte) delen van het bewegingsapparaat betrokken zijn. Hieronder vallen onder andere spieren, pezen, slijmbeurzen enzovoort.
De volgende indeling wordt hierbij gemaakt:
• musculaire traumata;
• tendinogene traumata;
• specifieke weke-delentraumata.

2.1 Musculaire traumata
Het betreft hier letsels van de spier. Spierletsels komen in de sport zeer vaak voor en zijn voor de sportverzorger een belangrijk onderdeel. Vaak ontstaat een spierletsel door een trap, stomp of stoot op de spier. Hierdoor kan er een bloeding (hematoom) ontstaan en spreekt men van een spiercontusie (spierkneuzing).
Er zijn grofweg twee soorten bloedingen: de intermusculaire bloeding en de intramusculaire bloeding.

2.1.1 De intermusculaire bloeding
Bij de intermusculaire bloeding ontstaat er een hematoom *tussen* de spieren na een letsel. Door dit letsel vindt er een ruptuur (scheuring) van één of meerdere bloedvaten tussen de spieren plaats.

2.1.2 De intramusculaire bloeding
Bij de intramusculaire bloeding ontstaat er een hematoom *in* de spier na een letsel. Door dit letsel ruptureert één of meerdere bloedvaten in de spier.
Het verschil tussen een intermusculaire en een intramusculaire bloeding is in de praktijk in een vroeg stadium moeilijk te herkennen. In beide gevallen ziet men de volgende symptomen:
- pijn;
- zwelling;
- functieverlies van de spier.

In een later stadium (circa drie dagen na het trauma) wordt het verschil wat duidelijker. De zwelling zal dan bij een intermusculaire bloeding minder worden. Tevens ziet men vaak een blauwgele verkleuring, omdat de bloeding naar de oppervlakte komt.
De zwelling bij een intramusculair hematoom blijft na ongeveer drie dagen nagenoeg gelijk en men ziet geen verkleuring optreden.

Actie
- koelen met ijs of koud water;
- snel aanleggen van een drukverband.

Belangrijk

Opgehoopt bloed in de spier kan leiden tot myositis ossificans. Hierbij verandert het hematoom in bindweefsel hetgeen kan gaan verbenen (ossificatie). Dit veroorzaakt veel pijn en functieverlies in de desbetreffende spier. Om de kans op myositis ossificans te verkleinen kan men het opgehoopte bloed via een punctie verwijderen.

Is er reeds sprake van myositis ossificans dan is dit soms op een röntgenfoto te zien en kan het eventueel operatief verwijderd worden.

Indien de spier na een intramusculaire bloeding nog niet volledig is hersteld, is massage een contra-indicatie. Massage kan namelijk in dit stadium het ossificatie-(verbenings)proces bevorderen. Dit proces wordt echter ook bevorderd door de desbetreffende spier te vroeg en te zwaar na het letsel te belasten.

2.1.3 Kramp

Kramp is vaak een onschuldige, tetanische (constante) contractie van een spier of deel van een spiergroep. De spiervezels bevinden zich in een constante contractietoestand, hetgeen bij een verkeerde behandeling in een minder onschuldige spierscheuring kan ontaarden.

Oorzaken

De oorzaken van kramp kunnen divers zijn. Hieronder volgen een aantal mogelijke oorzaken:
- een te hoge spiertonus;
- een stoornis in de doorbloeding van de spier;
- een te snelle afkoeling van de spier of spiergroep;
- het verlies van vocht en zouten door sterke transpiratie;
- een slechte conditie;
- een lichte spierscheuring.

Om kramp enigszins te voorkomen kun je het volgende doen:
- een goede *warming-up* en *cooling down*;
- een goede (spier)conditie opbouwen;
- eventueel een preactiviteitsmassage geven.

Symptomen

De volgende symptomen ziet men vaak bij kramp:
• pijn die zich vaak in de hele spier of spiergroep bevindt; dit in tegenstelling tot een spierscheur waar-

bij de pijn vaak op één punt in de spier wordt aangegeven;
• een verkorte, harde spier of spiergroep;
• functieverlies van de desbetreffende spier;
• vaak bevindt het gewricht waarover de verkrampte spier zijn werking heeft zich in een soort dwangstand. Deze dwangstand komt overeen met dezelfde stand van het gewricht indien de desbetreffende spier een concentrische contractie uitvoert.

Behandeling

De verzorger dient bij krampverschijnselen van de sporter allereerst na te gaan of het hier gaat om kramp of om een spierscheuring. Het belangrijkste verschil tussen deze twee is dat bij kramp de gehele spier of spiergroep is aangedaan. Bij een spierscheur wordt de pijn echter op één punt of gedeelte van de spier aangegeven. Indien de verzorger weet dat het hier om kramp gaat, gaat deze over op de S.A.R.-methode.

S.A.R. staat voor Schudmethode, Antagonistenmethode en Rekmethode.

• **Schudmethode**

Allereerst probeert de verzorger de verkrampte spier ongeveer 30 seconden lang direct te schudden. Dit moet gebeuren in een relatief ontspannen positie van de desbetreffende spier. Indien de kramp door deze methode niet verdwijnt dan gaat men over op de antagonistenmethode.

• **Antagonistenmethode**

Hierbij moet de sporter de antagonist van de in kramp zijnde spier aanspannen. De antagonistische beweging wordt aangegeven door de verzorger die met de hand de desbetreffende beweging uitlokt. De eindstand van deze beweging wordt zo'n 10 seconden lang vastgehouden. Dit geheel wordt dan zo'n vier- tot vijfmaal herhaald. Verdwijnt de kramp dan nog steeds niet, dan wordt overgegaan op de rekmethode.

• **Rekmethode**

Bij deze methode wordt de verkrampte spier door de verzorger rustig gerekt. De verzorger houdt deze rek ongeveer 20 tot 30 seconden lang vast. Dit geheel mag enkele malen herhaald worden. Let hierbij wel op de reactie van de sporter (let op de neus).

Nadat de kramp met behulp van de S.A.R.-methode is verdwenen volgt de nazorg van de kramp. Deze nazorg is belangrijk in verband met kans op herhaling van de kramp.

Nazorg

Na de S.A.R.-methode dient het volgende gedaan te worden:
- de sporter moet zelf de desbetreffende spier een aantal keren rekken. Dit gebeurt vaak onder begeleiding van de verzorger;
- eventueel verloren vocht en zouten weer aanvullen;
- de verzorger kan de spier(groep) kort effleureren en petrisseren;
- de sporter moet functionele (sportspecifieke) bewegingen zonder problemen kunnen uitvoeren.

Belangrijk

Alleen als de sporter na de nazorg geen last meer van de desbetreffende spier heeft, mag de sport hervat worden.

2.1.4 Zweepslag

Andere benamingen voor een zweepslag zijn onder andere spierscheuring, spierruptuur of een *coup de fouet*. Het gaat hierbij om scheuringen van het spierweefsel die we in drie soorten kunnen onderverdelen.
- Kleine ruptuur: hierbij is een aantal spiervezels gescheurd.
- Partiële ruptuur: dit is een gedeeltelijke afscheuring waarbij meer spiervezels betrokken zijn dan bij een kleine ruptuur.
- Volledige ruptuur: dit is een volledige afscheuring waarbij de gehele spier volledig geruptureerd (gescheurd) is.

Meestal vindt er een ruptuur plaats op een zwakke plek in de spier. Vaak is dit de overgang van spierweefsel naar peesweefsel. Een spierscheur kan in elke spier ontstaan.

Er is een aantal spieren waarbij men wat vaker een zweepslag ziet, te weten:
- m. hamstrings;
- m. quadriceps (met name m. rectus femoris);
- m. triceps surae;
- adductoren bovenbeen (met name m. adductor longus).

Oorzaken

Er is een aantal oorzaken aan te geven die mogelijk een rol spelen bij een zweepslag, namelijk:
- overbelasting van de spier;
- slechte of geen warming-up en cooling down;
- een plotselinge contractie van de spier (dit gebeurt bijvoorbeeld bij het explosief starten bij een sprint);
- een plotselinge overrekking van de spier (dit gebeurt bijvoorbeeld bij het uitglijden op een nat veld);

- een plotselinge blokkering van een extremiteit tijdens een beweging, bijvoorbeeld tijdens het voetbal, waarbij de voet in de grond geschopt wordt in plaats van tegen de bal.

Symptomen

- pijn met name aangegeven op één punt binnen de spier (de pijn wordt gevoeld als een acute steek (zweepslag), sporters geven ook wel aan dat zij het gevoel hadden alsof zij tegen hun been getrapt werden);
- functieverlies van de desbetreffende spier;
- eventueel aanwezigheid van een bloeduitstorting;
- zwelling ter hoogte van de ruptuur;
- knoopsgatfenomeen, hierbij wordt ter hoogte van de ruptuur door de onderbreking van de spiervezels een 'gat' of kuiltje gevoeld;
- lokale temperatuurverhoging.

Actie

- koelen;
- drukverband aanleggen;
- desbetreffende extremiteit laten rusten;
- eventueel elevatie van de betrokken extremiteit.

NB Een volledige ruptuur kan alleen operatief behandeld worden. Wordt dit niet of te laat gedaan, dan kan de spier als verloren worden beschouwd.

Betreft het een spierscheur in de kuitspier dan kan men in een wat later stadium een hakverhoging in de schoen overwegen. Hierdoor bevindt de spier zich in een iets verkorte positie waardoor deze ontlast wordt.

2.2 Tendinogene traumata

Met tendinogene traumata worden letsels bedoeld die betrekking hebben op peesweefsel en aanverwante structuren. Peesletsels komen in de sport zeer frequent voor en zullen dan ook vaak door de sportverzorgers gezien worden.

De sportverzorger mag bij (pees)letsels in het algemeen wel eerste hulp bieden maar de nabehandeling valt echter buiten zijn werkgebied.

Peesletsels ontstaan vaak na overbelasting tijdens het sporten. Na voldoende rust, kan de pees zich voldoende herstellen. Bij onvoldoende rust krijgt de pees te weinig hersteltijd waardoor de pees keer op keer geïrriteerd raakt en de pijnklachten een chronisch karakter krijgen.

De volgende aandoeningen waarbij een pees betrokken is worden beknopt behandeld:

- tendinitis;
- peritendinitis;
- tendovaginitis;
- tendoperiostitis;
- peesrupturen.

2.2.1 Tendinitis

Een tendinitis is een ontsteking van een pees die vaak ontstaat na overbelasting (surmenage). De pees kan gaan ontsteken indien er na de overbelasting te weinig rust wordt genomen. Voorbeelden van peesontstekingen vindt men overal in het lichaam. Ze komen regelmatig voor in het schoudergewricht en bij hardlopers in de m. hamstrings of achillespees.

Symptomen
- pijn (vaak drukpijn op de pees);
- zwelling (niet altijd);
- functieverlies;
- lokale temperatuurverhoging (hoeft niet).

Actie
- koelen (door ijs of koud water);
- rust;
- doorsturen naar huisarts of fysiotherapeut.

2.2.2 Peritendinitis

Dit is een pees-bindweefselontsteking die met name voorkomt in de achillespees. Bij deze aandoening raakt dus ook het bindweefsel rondom de pees geïrriteerd. Men ziet dit letsel vaak bij langeafstandlopers (marathonlopers).

Oorzaken
- overbelasting;
- verkeerd schoeisel;
- te harde en/of onregelmatige ondergrond waarop gelopen wordt.

Symptomen
- lokale temperatuurverhoging (hoeft niet);
- pijn;
- verdikking van de pees;
- eventueel crepitatie (kraken) bij het bewegen;
- functieverlies.

Actie
- koelen (door ijs of koud water);
- rust;
- doorsturen naar huisarts of fysiotherapeut.

2.2.3 Tendovaginitis

Een tendovaginitis is een peesschedeontsteking. De peesschede zorgt ervoor dat de pees tijdens het bewegen beschermd wordt. Op deze manier neemt de frictie (wrijving) van de pees, op bijvoorbeeld een benige onderlaag, aanzienlijk af. Als de schede rondom de pees door directe druk of overbelasting toch gaat ontsteken, dan kan de pees minder goed in de schede glijden.

Symptomen
- lokale temperatuurverhoging (hoeft niet);
- pijn;
- zwelling;
- functieverlies.

Door de zwelling raakt dit glijmechanisme verstoord hetgeen kan leiden tot crepitatie (krakend gevoel) bij bewegen. Dit kan zelfs zo erg worden dat de pees in de schede geblokkeerd raakt en in een dwangstand blijft staan. Dit ziet men nog wel eens gebeuren bij de pezen van de vingers. Na het maken van een stevige vuist blijft één of zelfs enkele vingers bij het strekken in flexie staan. Ook komt dit nogal eens voor bij te nauwe sportschoenen. De directe druk van de schoenrand op de peesschede van de m. peroneus brevis kan dan een ontsteking veroorzaken.

Actie
- koelen;
- rust;
- doorsturen naar huisarts of fysiotherapeut.

2.2.4 Tendoperiostitis

Bij dit letsel is er sprake van een ontsteking van de pees op het bot en periost. Een bekend voorbeeld hiervan is de liesblessure waarbij de m. adductor longus op het schaambeen (os pubis) geïrriteerd is. Zo'n letsel ontstaat vaak na bijvoorbeeld het uitglijden op een nat veld of het in de grond trappen tijdens het voetbal.

Symptomen
- drukpijn op de aanhechtingsplaats;
- zwelling (niet altijd);
- functieverlies;
- lokale temperatuurverhoging (hoeft niet).

Actie
- koelen;

- rust;
- doorsturen naar huisarts of fysiotherapeut.

Belangrijk
Peesletsels kunnen enigszins voorkomen worden door de volgende factoren:
- goede *warming-up* en *cooling down*;
- goed schoeisel;
- goede (spier)conditie;
- eventueel een pre- en/of postactiviteitsmassage.

De tenniselleboog
Een bekende, vaak voorkomende vorm van een tendo-periostitis is de tenniselleboog (laterale epicondylitis). Hierbij is de aanhechting van één van de polsexten-soren (m. extensor carpi radialis brevis) geïrriteerd. Er kan een chronische irritatie van deze aanhechting op de laterale epicondyl van de humerus ontstaan. De oor-zaak van een dergelijke aandoening is vaak overbelas-ting van de polsextensoren. Gek genoeg komt het maar weinig voor bij tennissers (ongeveer 5 procent). Als het wel door het tennis veroorzaakt wordt, dan komt dit vaak door een verkeerde techniek of verkeerd materiaal.

Symptomen
- drukpijn (met name ter hoogte van de laterale epicondyl);
- functieverlies.

Actie
- rust;
- de echte behandeling van een tenniselleboog is voor-behouden aan de huisarts of fysiotherapeut.

De sportverzorger mag na een dergelijk doorgemaakt letsel de sporter wel masseren. Hierbij kan de nadruk gelegd worden op massage van de onderarmextensoren. Dit kan tevens ondersteund worden door een preventie-ve tape-bandage.

De golfers- of speerwerperselleboog
Een minder vaak voorkomende aandoening is de golfers-of speerwerperselleboog (epicondylitis medialis). Hierbij is de (tenoperiostale) aanhechting van de polsflexoren op de mediale epicondyl van de humerus geïrriteerd. De oorzaak van een dergelijke aandoening is vaak overbelas-ting van deze polsflexoren. Meestal ziet men dit bij wer-pers (zoals bij honkbal) voorkomen.

Symptomen
- lokale drukpijn (met name ter hoogte van de mediale

epicondyl);
- functieverlies.

Actie
- rust;
- de echte behandeling van een golfers- of speerwerpers-elleboog is voorbehouden aan de huisarts of fysiothe-rapeut.

De sportverzorger mag na een dergelijk doorgemaakt letsel de sporter wel masseren. Hierbij kan de nadruk worden gelegd op massage van de onderarmflexoren.

2.3 Specifieke weke-delentraumata
Er volgen hier een aantal specifieke letsels die men in de sport regelmatig tegenkomt. Het betreft:
• tractus-iliotibialis-frictiesyndroom;
• jumpers knee;
• bursitiden;
• anterior loge syndroom;
• shin splints.

2.3.1 Tractus-iliotibialis-frictiesyndroom
Tijdens het (hard)lopen beweegt deze tractus over de laterale epicondyl van de femur heen en weer. Door de wrijving (frictie) van deze peesplaat over het bot kan de tractus geïrriteerd raken. Dit gaat gepaard met pijn en functieverlies.

Oorzaken
- overbelasting;
- slecht schoeisel.

Actie
- koelen;
- rust;
- doorsturen naar huisarts of fysiotherapeut.

2.3.2 Jumpers knee
Onder *jumpers knee* verstaan wij pijn die zich net onder de apex van de patella in het ligamentum patellae be-vindt. Men ziet deze aandoening regelmatig bij sporten waarbij gesprongen moet worden (bijvoorbeeld basket-bal of volleybal).

Symptomen
- pijn (drukpijn) net onder de patella op de patellapees;
- zwelling (niet altijd);
- functieverlies (van m. quadriceps);
- lokale temperatuurverhoging (hoeft niet).

Actie

- koelen;
- rusten;
- doorsturen naar huisarts of fysiotherapeut.

2.3.3 Bursitiden

Een bursitis is een slijmbeursontsteking. Een slijmbeurs is een zakje of kussentje dat gevuld is met synovia. Een bursa bevindt zich vaak op plekken in het lichaam waar pezen en spieren over botstukken bewegen. Op deze manier wordt de wrijving tussen bot en spier of pees tijdens bewegen verminderd. Men treft een bursitis vaak aan bij schouders, heupen, knieën en achillespees.

Symptomen

- pijn;
- zwelling (hoeft niet);
- lokale temperatuurverhoging (hoeft niet);
- functieverlies van de desbetreffende extremiteit.

Oorzaken

- overbelasting;
- direct trauma (stomp of trap);
- verkeerd schoeisel.

Actie

- koelen;
- rusten;
- doorsturen naar huisarts of fysiotherapeut.

2.3.4 Anterior-logesyndroom

Het anterior-logesyndroom wordt ook wel het tibialis-anticussyndroom genoemd. Tijdens het sporten kan door zwelling van de m. tibialis anterior de bloedtoevoer naar deze spier afgesloten of verminderd worden. Dit ontstaat doordat deze spier omgeven wordt door een strakke spierfascie die tijdens de zwelling van de spier niet meegeeft. De gezwollen spier bevindt zich dus in een te nauw bindweefselvlies (fascie) en sluit hierdoor zijn eigen bloedtoevoer af. Dit leidt vaak tot pijn en soms zelfs tot uitval van de spier tijdens belasting.

Actie

- rust;
- fysiotherapeutische behandeling;
- eventueel operatief klieven van de spierfascie.

2.3.5 Shin splints

Deze klacht komt veel voor bij langeafstandlopers en sprinters. Het betreft hier meestal een aandoening van de origo van de m. tibialis posterior aan de achterzijde van de tibia. Bij te veel pronatie van de voet tijdens het lopen of rennen ontstaat door het extra aanspannen van deze spier een trekbelasting op het botvlies van de tibia. Hierdoor kan een botvliesontsteking (periostitis) ontstaan. Dit gaat gepaard met veel pijn en functieverlies.

Actie

- fysiotherapeutische behandeling;
- rust.

Preventie

- goed schoeisel;
- goed opgebouwde training;
- massage onderbeenspier ter preventie;
- trainen op een niet te harde ondergrond.

2.4 Criteria voor spier- en peesherstel

Indien het spier/peesapparaat zich na een blessure hersteld heeft, mag de sporter pas na een functieonderzoek van de verzorger weer gaan sporten. Dit functieonderzoek moet echter wel aan een aantal criteria voldoen, namelijk:

- een normale, pijnvrije spierkracht;
- een volledige, pijnvrije rekmogelijkheid van de spier;
- de beweeglijkheid van de gewrichten waarover de spier/pees loopt moet normaal zijn;
- het bewegingspatroon moet hierbij normaal verlopen.

Pas nadat de sporter aan al deze criteria voldaan heeft, mag de sport hervat worden. Een goed opgebouwde training gaat hier natuurlijk aan vooraf.

3 Gewrichtstraumata

3.1 Distorsies

Met een distorsie wordt een verdraaiing, verzwikking of een verstuiking van het gewricht bedoeld. Het is het meest voorkomende gewrichtstrauma, waarbij de normale (gebruikelijke) bewegingsuitslag van een gewricht overschreden wordt.

In een gewricht begeleiden (geleiden) de gewrichtsbanden en het kapsel de bewegingen. Bij het naderen van de uiterste standen van het gewricht, kunnen deze banden en ook het kapsel de bewegingen afremmen. Worden echter deze uiterste standen overschreden dan kan er band- en/of kapselbeschadiging optreden. Dit leidt dan vaak tot een overrekking of scheuring van het band/kapselapparaat. Zo kan een band verrekt zijn, gedeeltelijk scheuren (partiële ruptuur) of totaal scheuren (totale ruptuur).

Symptomen
- pijn/drukpijn op het beschadigde ligament;
- verminderde functie van het gewricht;
- hematoom (soms gaan bloedvaten rondom het gewricht kapot);
- zwelling;
- lokale temperatuurverhoging.

NB Als de zwelling van het gewricht direct na het trauma optreedt is er vaak sprake van bloed in het gewricht (haemarthros), treedt de zwelling echter pas later op dan komt dit door een verhoogde productie van het synoviavocht (hydrops).

Actie
- het toepassen van de ICE-regel (zie 3.1.1);
- doorsturen naar eerste hulp of huisarts.

3.1.1 De ICE-regel
ICE staat voor:
- koelen door middel van ijs of koud water (Ice = ijs);
- I = immobilisatie (onbeweeglijk maken);
- C = compressie (druk);
- E = elevatie (hoog houden).

Allereerst wordt er snel gekoeld met ijs of koud (stromend) water. Indien men ijs gebruikt (of een cold pack) dan wordt dit nooit direct op de huid aangebracht. De kans op bevriezing en dus huidbeschadiging is dan groot. Leg dus eerst een handdoekje op de huid of breng eerst een paar slagen van een zwachtel aan alvorens men de cold pack gebruikt. Met de zwachtel kan men tijdens het koelen ook meteen compressie (druk) uitoefenen door het gewricht meteen in te zwachtelen. Na ongeveer 15 tot 20 minuten koelen moet meteen overgegaan worden op het aanleggen van een drukverband.

De nadruk ligt hierbij dus op het meteen aanleggen van een drukverband in verband met de reactieve hyperemie. Door het gebruik van ijs ontstaat er een vasoconstrictie (bloedvatvernauwing). Als men na verwijdering van het ijs te lang wacht, treedt er als reactie een sterke vasodilatatie (bloedvatverwijding) op. Door deze vasodilatatie ontstaat er een hyperemie (verbeterde doorbloeding) en neemt de kans op nog meer zwelling alleen maar toe. Na het aanleggen van een drukverband heeft men het gewricht geïmmobiliseerd en gecomprimeerd.

Als laatste kan het desbetreffende gewricht omhoog-gehouden worden (elevatie) om nog meer zwelling te voorkomen. Bij een distorsie wordt nog (te) vaak een röntgenfoto genomen. Op zo'n foto zie je alleen botstructuren en geen banden of kapsel. Het nemen van een foto heeft in dit geval dus weinig nut. Alleen als men een fractuur vermoedt, is het zinvol om een foto te laten maken. Zo ziet men bij de enkel na een forse laterale enkeldistorsie nog wel eens dat de fibula ter hoogte van de laterale malleolus gebroken is. Ook komen er nog wel eens avulsiefracturen voor. Hierbij blijft de band of het ligament intact, maar breekt het stukje bot waar de band aan vastzit los.

3.1.2 Specifieke bandletsels
Bij een distorsie is er vaak sprake van een beschadiging en irritatie van het kapsel- en bandapparaat. Hier zullen een aantal bandletsels besproken worden die specifiek voor de knie en de enkel zijn.

Collateraalbandletsel van de knie
De knie kent twee collateraalbanden namelijk: het ligamentum collaterale laterale en het ligamentum collaterale mediale. Deze twee banden verzorgen onder andere de zijwaartse stabiliteit van de knie. Zo remt het ligamentum collaterale laterale de varusbeweging in het kniegewricht af. Het ligamentum collaterale mediale verzorgt de remming van de valgusbeweging. Beide ligamenten komen op spanning naarmate de knie meer gestrekt wordt. Collateraalbandletsels kunnen optreden tijdens het verdraaien van de knie. Het kan ook optreden als een sporter tegen de zijkant van zijn gestrekte

knie getrapt wordt, waarbij de voet op de grond gefixeerd blijft. Wordt er tegen de buitenkant van de knie getrapt, dan ontstaat er een valgustrauma met letsel van het ligamentum collaterale mediale. Trapt men tegen de binnenkant, dan ontstaat er een varustrauma met letsel van het ligamentum collaterale laterale.

Een geïsoleerd collateraalbandletsel komt echter niet vaak voor. Meestal is er een combinatie van letsels aan de collateraalband, de meniscus en het kapsel van de knie.

Net als elk bandletsel komt men ook hier de volgende gradaties tegen: een verrekking, een partiële ruptuur en een volledige ruptuur. Dit is afhankelijk van de grootte van de inwerkende kracht.

Symptomen
- pijn in gehele knie en lokale drukpijn (ter hoogte van het beschadigde ligament);
- zwelling (hydrops);
- functieverlies;
- instabiliteit van het kniegewricht.

Actie
- ICE-regel;
- doorsturen naar professionele hulp.

Kruisbandletsels
In het kniegewricht bevinden zich twee kruisbanden: het ligamentum cruciatum anterior (voorste kruisband) en het ligamentum cruciatum posterior (achterste kruisband). Deze twee kruisbanden zorgen ervoor dat de tibia ten opzichte van het femur niet of weinig naar voren en achter kan transleren. De voorste kruisband remt de translatie van de tibia naar voren af. De achterste kruisband de achterwaartse translatie. Bij endorotatie van de knie draaien de kruisbanden in elkaar en is translatie vrijwel onmogelijk. Bij exorotatie draaien ze uit elkaar en is enige beweeglijkheid mogelijk. Een hyperextensietrauma van de knie geeft vaak een letsel van de voorste kruisband te zien. Een hyperflexietrauma, een letsel van de achterste kruisband. Kruisbandletsels komen echter zelden geïsoleerd voor. Meestal zie je een combinatie van letsels optreden samen met de menisci, collateraalbanden en het kapsel.

Symptomen
- pijn in de gehele knie;
- hydrops (of haemarthros);
- functieverlies;
- instabiliteit van het kniegewricht.

Actie
- ICE-regel;
- doorsturen naar professionele hulp.

Enkelbandletsels
Enkelbandletsels komen in de sport zeer frequent voor. Als een sporter zijn/haar enkel verstuikt, is er altijd sprake van kapsel- en bandbeschadiging. Zo kan de band verrekt zijn, gedeeltelijk of geheel gescheurd zijn. Dit is afhankelijk van de grootte van de ingewerkte krachten op het enkelgewricht. Het enkelgewricht kent drie laterale banden, te weten:
1. Ligamentum talofibulare anterius.
2. Ligamentum calcaneofibulare.
3. Ligamentum talofibulare posterius.

Deze banden komen in de aangegeven volgorde tijdens een laterale enkeldistorsie (inversietrauma) op spanning. Zo zal dus tijdens een dergelijk trauma het ligamentum talofibulare anterius als eerste op spanning komen en beschadigd raken. Verder kent het enkelgewricht één mediale band te weten: het ligamentum deltoideum. Deze band bestaat echter uit vier onderdelen:
1. Ligamentum tibionavicularis.
2. Ligamentum tibiocalcanea.
3. Ligamentum tibiotalaris anterior.
4. Ligamentum tibiotalaris posterior.

Deze banden komen op spanning tijdens een mediale enkeldistorsie (eversietrauma). Een dergelijk trauma komt echter veel minder vaak voor dan een inversietrauma. Dit ligt in het feit dat de inversiebeweging van de enkel veel groter is dan de eversiebeweging.

Symptomen
- pijn;
- zwelling;
- hematoom (hoeft niet);
- functieverlies;
- instabiliteit van het enkelgewricht.

Actie
- ICE-regel;
- doorsturen naar professionele hulp.

3.2 Subluxaties

Met een subluxatie wordt een gedeeltelijke ontwrichting bedoeld. Hierbij is de kop niet volledig uit de kom. Het komt nog wel eens voor dat de kop spontaan weer in de kom terugschiet (spontane repositie). Bij een subluxatie is er vaak sprake van band- of kapselbeschadiging.

Symptomen
- pijn (kan erg hevig zijn);
- zwelling van het gewricht;
- afwijkende stand van het gewricht of de extremiteit;
- gestoorde gewrichtsfunctie.

Actie
- afkoelen met ijs, water of cold pack;
- nooit reponeren (kop terug in de kom zetten) in verband met kans op beschadiging van zenuwen en bloedvaten;
- snel deskundige hulp inroepen.

3.3 Luxaties

Met een luxatie wordt een volledige ontwrichting bedoeld. De kop is hierbij volledig uit de kom en spontane repositie komt maar zelden voor. Bij een luxatie is er altijd sprake van beschadiging van het band/kapselapparaat.

Symptomen
- pijn (vaak hevig);
- zwelling van het gewricht;
- hematoomvorming door beschadigde bloedvaten;
- afwijkende stand van het gewricht of extremiteit;
- gestoorde gewrichtsfunctie.

Actie
- afkoelen (met ijs, water of cold pack);
- nooit reponeren in verband met kans op beschadiging van zenuwen en bloedvaten;
- snel deskundige hulp inroepen.

NB Het komt regelmatig voor dat er een luxatie optreedt van het acromioclaviculair gewricht van de schouder. Hierbij worden de banden en het kapsel van dit gewricht beschadigd. Deze beschadiging heeft tot gevolg dat de banden en het kapsel minder strak om het gewricht zitten. Door deze instabiliteit kan het 'pianotoets' fenomeen optreden. Dit houdt in dat als men het acromion naar beneden duwt, het net lijkt of het laterale uiteinde van de clavicula omhoogkomt (net als een pianotoets).

3.4 Kraakbeentraumata

Met kraakbeentraumata worden letsels bedoeld met betrekking tot het hyalien kraakbeen van synoviale gewrichten. Door overbelasting of een extern trauma kan het kraakbeen beschadigd of geïrriteerd raken. Deze irritatie van het kraakbeen noemt men ook wel chondropathie. Indien hyalien kraakbeen beschadigd is, duurt het een lange tijd voordat dit weer enigszins hersteld is. Vaak is het 'herstelde' kraakbeen van mindere kwaliteit dan het 'oorspronkelijke'. De lange hersteltijd van het kraakbeen heeft onder andere te maken met de voeding hiervan door de synoviale vloeistof. Dit is een langzaam diffusieproces en het is dan ook belangrijk om na beschadiging voldoende rust te nemen.

Naarmate wij ouder worden, neemt de kwaliteit van het hyalien kraakbeen in onze gewrichten af. De mate en snelheid waarmee dit gebeurt kan onder andere te maken hebben met de soort arbeid die wij in ons leven hebben verricht. Bij ouderen spreekt men dan over een 'versleten' gewricht of artrose.

Symptomen
- pijn (met name bij bewegen);
- zwelling (van met name het kapsel);
- crepitatie (krakend geluid tijdens bewegen);
- functieverlies van het gewricht;
- lokale temperatuurverhoging (soms in acuut stadium, maar dit hoeft niet).

Actie
- rust;
- afkoelen (met name in acuut stadium);
- fysiotherapie.

NB Een vaak voorkomende irritatie van het kraakbeen is de retropatellaire chondropathie. Hierbij is het kraakbeen geïrriteerd tussen de achterkant van de patella en de voorzijde van het femur. Dit geeft bij het buigen en strekken van de knie pijnklachten omdat dan de patella over het femur heen en weer glijdt.

3.4.1 Meniscusletsel

Een specifieke kraakbeenaandoening van de knie is een meniscusletsel. Een beschadigde (gescheurde) meniscus, ook wel voetbalknie genoemd, komt veelvuldig in de sport voor. Het kniegewricht kent twee halvemaan-vormige kraakbeenschijven (menisci), te weten de laterale en mediale meniscus. De functies van deze menisci zijn onder andere schokdemping tijdens belasting van de knie en het congruent (passend) maken van het kniegewricht. Beide menisci zitten met kleine ligamenten vast op de tibia maar kunnen met de kniebewegingen mee transleren. Zo heeft de laterale meniscus meer bewegingsvrijheid dan de mediale. Dit houdt in dat de mediale meniscus blessuregevoeliger is, omdat hij eerder op spanning komt te staan. Een meniscusletsel ontstaat vaak tijdens het verdraaien van de knie waarbij de voet gefixeerd op de grond blijft staan. Meestal is er dan ook sprake van band- en/of kapselletsel. Als er sprake is van een gescheurde meniscus dan kan men het volgende aantreffen.

Symptomen
- hevige pijn;
- zwelling van de knie (hydrops);
- soms ook 'slotklachten'. Hierbij wordt het gescheurde deel tussen de gewrichtsoppervlakken ingeklemd waardoor men de knie niet meer goed kan buigen of strekken. De knie zit dan als het ware 'op slot'.

Actie
- ICE-regel;
- doorsturen naar professionele hulp.
In het ziekenhuis kan men de diagnose zeker stellen met behulp van een artroscopie. Hierbij gaat men met een kleine camera de knie in om de schade op te nemen. Afhankelijk van de aard en de ernst van de meniscusscheur kan besloten worden om een deel van de meniscus te verwijderen of te hechten. De nabehandeling komt dan voor rekening van de fysiotherapeut.

3.5 Criteria voor gewrichtsherstel

Indien het gewricht zich na een blessure hersteld heeft, mag de sporter pas na een functieonderzoek van de verzorger weer gaan sporten. Dit functieonderzoek moet echter aan een aantal criteria voldoen namelijk:
- een volledige, pijnvrije, actieve bewegingsmogelijkheid van het gewricht;
- een volledige, pijnvrije, passieve bewegingsmogelijkheid van het gewricht;
- geen contracturen in de spieren die rondom het gewricht werkzaam zijn;
- een normaal bewegingspatroon van het gewricht.

Pas nadat de sporter aan al deze criteria heeft voldaan, mag de sport hervat worden. Een goed opgebouwde training gaat hier natuurlijk aan vooraf.

4 Bottraumata

4.1 Algemene fracturen

De meest voorkomende bottraumata zijn de fracturen ofwel botbreuken. In het algemeen bestaan er drie soorten fracturen, te weten:

1. open fractuur, de huid is kapot en men ziet een open wond;
2. gesloten fractuur (ongecompliceerd), de huid is nog intact;
3. gecompliceerde fractuur, de botuiteinden steken door de huid naar buiten toe.

In het algemeen geldt dat bij een botbreuk het bot gebroken, gescheurd of in elkaar gedrukt is. Het ligt echter aan de aard en ernst van het ongeval of de omliggende weefsels zoals spieren, zenuwen, bloedvaten en de huid hierbij ook beschadigd zijn.

Symptomen
- pijn (bij alle fracturen);
- zwelling (vaak aanwezig);
- abnormale stand en/of beweeglijkheid van het lichaamsdeel (met name bij gecompliceerde fracturen);
- functieverlies (bij alle fracturen).

Soms komt het echter voor dat bij een botscheur of botbreuk er weinig pijn en andere symptomen aanwezig zijn. Als men twijfelt aan een botbreuk moet men bij het verlenen van de eerste hulp altijd van een breuk uitgaan.

Actie
- snel professionele hulp inroepen;
- open fracturen en gecompliceerde fracturen met een steriel gaasje of snelverband afdekken;
- het gebroken lichaamsdeel indien mogelijk ondersteunen (bijvoorbeeld bij beenbreuk door middel van een opgerolde deken naast het been leggen);
- indien mogelijk nooit het slachtoffer verplaatsen.

4.2 Specifieke fracturen

Er volgen nu een aantal specifieke fracturen die allemaal hun eigen specifieke symptomen kennen.

4.2.1 *Green-stick*fractuur

Een ander woord voor *green-stick*fractuur is ook wel groenhoutfractuur of twijgbreuk. Een dergelijke fractuur komt alleen voor bij kinderen en jonge mensen waarbij de botten nog niet volgroeid zijn. De pijpbeenderen bij deze groep mensen zijn nog buigzaam, maar het periost om deze botten is zeer taai en sterk. Als dit bot toch breekt dan ziet men, net als bij een jonge tak (twijg) van een boom, dat de buitenkant intact blijft. Dit komt door het taaie periost. De binnenkant (het bot) is gebroken, hetgeen men duidelijk op een röntgenfoto kan waarnemen. Door dit sterke periost kan de stabiliteit bij een twijgbreuk vrij groot blijven.

NB Het grote gevaar bij fracturen bij kinderen, is dat bij de breuk ook de epifysairschijf betrokken kan zijn. Hierdoor kunnen zich groeistoornissen voordoen in het desbetreffende bot. De groei blijft dan achter en er ontstaat een asymmetrie in de desbetreffende extremiteiten.

Actie
- professionele hulp inroepen;
- koelen;
- rust.

4.2.2 Vermoeidheidsfractuur

Een vermoeidheidsfractuur, ook wel marsfractuur genoemd, ontstaat vaak na langdurige overbelasting. Bij het lopen van bijvoorbeeld marsen kan er een fractuur of fissuur (scheur) ontstaan. Meestal ziet men dit in de tweede of derde os metatarsale. Men ziet deze fracturen nogal eens ontstaan bij het lopen van de vierdaagse.

Symptomen
- pijn (met name ter hoogte van het 2e of 3e middenvoetsbeentje);
- zwelling;
- functieverlies;
- lokale temperatuurverhoging.

Actie
- professionele hulp inroepen;
- koelen;
- rust.

4.2.3 Wervelfracturen

Door een val of harde klap op de rug kan er een wervelfractuur optreden. Een fractuur van een wervel in de nek kan zelfs optreden door het krijgen van een harde duw. Bij het zwemmen waarbij men in ondiep water duikt, komen ook regelmatig gebroken nekwervels voor. Het grote gevaar bij wervelfracturen is de kans op zenuw- en/of ruggenmergbeschadiging.

Symptomen van zenuw- en/of ruggenmergbeschadiging
- gevoelsstoornissen in armen en/of benen, zoals:
  • tintelingen/prikkelingen en
  • gevoelloosheid;
- verlammingen of krachtsverlies in armen en/of benen;
- ademhalingsstoornissen bij hoge nekwervelfractuur.

Actie
- snel professionele hulp inroepen;
- slachtoffer niet bewegen of laten bewegen in verband met kans op (vergrote) zenuw- en/of ruggenmergbeschadiging;
- als het een slachtoffer in het water betreft: de brancard in het water onder het lichaam aanbrengen;
- probeer bij nekletsel het hoofd zoveel mogelijk te stabiliseren en onbeweeglijk te houden.

4.3 Spalken en *bodysplinting*

Men kan bij een fractuur een spalk gebruiken om de breuk te stabiliseren en te ondersteunen. Zo kan men bij een arm- of beenfractuur gebruikmaken van een opblaasbare spalk. Deze spalk moet zeer voorzichtig aangebracht worden en mag nooit bij een open (of gecompliceerde) fractuur gebruikt worden. Het nadeel van het gebruik van een opblaasbare spalk is, dat het gebroken lichaamsdeel vaak bewogen moet worden om de spalk aan te brengen. De kans op weefselbeschadiging wordt hierdoor groter. Een ander nadeel is dat er kans op stuwing bestaat als de spalk te hard is opgeblazen. Blijf dus letten op symptomen van stuwing bij het gebruiken van zo'n spalk.

Bij een gebroken heup of bovenbeen kan men gebruikmaken van *bodysplinting*. Hiermee stabiliseert men het gebroken been door ondersteuning van het gezonde been. Het gezonde been fungeert hierbij dus als een soort spalk. Dit gaat als volgt: Op drie tot vier plaatsen worden brede dassen onder beide benen neergelegd. Daarna wordt er een opgerolde deken in de lengte tussen beide benen geplaatst. Vervolgens worden de beide uiteinden van de brede dassen aan elkaar geknoopt. Zo ontstaat er één stabiel geheel.

5 Specifieke aandoeningen

In dit hoofdstuk wordt een aantal specifieke aandoeningen besproken die regelmatig voorkomen. Ze worden apart vermeld omdat ze een specifiek karakter hebben en niet onder spier- of gewrichtstraumata vallen. Bij elke aandoening zullen, indien mogelijk, de oorzaken, symptomen en de te ondernemen actie (therapie) besproken worden.

5.1 Voetaandoeningen

De voet is met name in de sport een zeer belangrijke, maar vaak vergeten onderdeel van ons lichaam. Over het algemeen worden voeten slecht verzorgd en besteedt men maar weinig aandacht aan goed schoeisel. Hierdoor kunnen allerlei verschillende voetaandoeningen en afwijkingen ontstaan. Afwijkingen zoals platvoeten of holvoeten kunnen het resultaat zijn. Deze afwijkingen kunnen zelfs consequenties hebben voor gewrichten elders in het lichaam. Zo kunnen er problemen ontstaan in knie- en heupgewrichten en zelfs in de wervelkolom. Kortom, een goede voetverzorging is van essentieel belang voor bijna elke tak van sport. Het is onder andere de taak van de sportverzorger om goed op deze verzorging toe te zien.

5.1.1 Epidermofytie
Er bestaat een aantal verschillende termen voor dezelfde voetaandoening. Zo wordt epidermofytie ook wel zwemmerseczeem, voetschimmel of atletenvoet genoemd. Het betreft hier een schimmelinfectie van de voet, die vaak in zwembaden waar het nat en warm is, wordt opgelopen. Meestal begint dit eczeem tussen de tenen (vaak tussen de vierde en vijfde teen) en is erg hardnekkig en moeilijk te behandelen. Voorkomen is dus beter dan genezen.

Je kunt voetschimmel voorkomen door:
- het dragen van badslippers in openbare douches/zwembaden;
- het goed afdrogen van de voeten met name tussen de tenen. Als er al sprake is van schimmel dan mag dezelfde handdoek niet voor de rest van het lichaam gebruikt worden;
- eventueel de voeten met talkpoeder behandelen;
- het regelmatig wisselen van sokken en schoenen.

Actie
Als besmetting heeft plaatsgevonden dan zijn er allerlei zalfjes, tincturen en poeders in de handel om de schimmel te doden. Hiervoor moet de sporter naar de huisarts doorgestuurd worden.

NB Het is belangrijk om te weten dat epidermofytie niet alleen een voetaandoening is maar ook op de handen kan voorkomen.

5.1.2 Voetwratten
Voetwratten ontstaan vaak door besmetting met een virus. Ook hierbij wordt verondersteld dat besmetting vaak plaatsvindt in warme, vochtige ruimten. Bij het sporten op blote voeten in de gymzaal zag men een toename van het aantal mensen met voetwratten. Een belangrijke factor om voetwratten te voorkomen is dus het dragen van sportschoeisel.

Actie
Is er toch sprake van voetwratten dan dient dit door de huisarts behandeld te worden. Dit gebeurt vaak met vloeibare stikstof waarmee de wrat van de voet wordt verwijderd.

5.1.3 Zweetvoeten
Zweetvoeten is een veelvoorkomende, onaangename aandoening die vaak gepaard gaat met een irritante lucht. Als oorzaak wordt overmatige transpiratie van de voeten aangegeven. Door deze overmatige zweetsecretie kan de huid van de voet zacht en week worden. Hierdoor kunnen blaren, infecties en wondjes van de voeten ontstaan. Door de constante warme vochtigheid van de voeten neemt de kans op voetschimmel ook toe.

Actie
Als er sprake is van zweetvoeten dan kan men het volgende doen:
- dagelijks wassen van de voeten met koud water;
- insmeren van de voeten met een zalf die overmatige transpiratie tegengaat;
- regelmatig verwisselen van sokken en schoeisel. De schoenen dienen hierbij van binnen goed droog te zijn.

5.1.4 Ingegroeide teennagel
De functie van de teennagel is het beschermen van de teen. Soms kan de nagel in de hoek van het nagelbed ingroeien.

Symptomen
- pijn (met name bij belasting);
- roodheid;
- zwelling;
- lokale temperatuurverhoging.

Oorzaken
- het dragen van te nauwe schoenen en/of te kleine sokken;
- het verkeerd afknippen van de teennagel.

Je kunt een ingegroeide teennagel voorkomen door de nagel op correcte wijze te knippen. In tegenstelling tot de vingernagel die rond afgeknipt moet worden, moet de teennagel recht afgeknipt worden. Scherpe nagelranden moeten na het afknippen van de nagel bijgevijld worden.

Actie
Je kunt een ingegroeide teennagel als volgt behandelen:
- je knipt een klein driehoekje uit het midden van de nagelrand;
- daarna dagelijks een warm sodabad nemen, hierdoor wordt de huid rondom de ingroeiing week en zacht;
- als de huid week is geworden dan moet er een plukje watten (gedrenkt in een desinfectans) onder de ingegroeide hoek van de nagel gebracht worden;
- dit plukje watten laat je zitten tot het volgende sodabad;
- men herhaalt dit totdat de hoek van de ingegroeide nagel loskomt;
- als laatste knip je de nagel bij en vijl je de scherpe randen weg.

Als deze behandeling niet succesvol is, dient een huisarts geraadpleegd te worden.

5.1.5 Blauwe teennagel
Een blauwe teennagel ontstaat vaak als men de teen stoot. Ook kan het optreden als men bij een schop, met de voet tegen de voorkant van de schoen stoot. Hierdoor kan met name de grote teennagel iets uit zijn nagelbed opgelicht worden. Er ontstaat dan een bloeding tussen de nagel en het nagelbed. Deze bloeding kan nergens heen, waardoor de druk en dus ook de pijn onder de nagel toeneemt. Als er geen actie ondernomen wordt, kan na verloop van tijd de nagel los gaan zitten en eraf vallen. Om dit te voorkomen, kan het volgende gedaan worden.

Actie
- reinig de blauwe nagel met een desinfectans;
- desinfecteer een nagelboortje;
- boor een klein gaatje in de nagel zodat het bloed via dit gaatje kan wegstromen;
- druk vervolgens stevig op de nagel met een watje met desinfectans. Op deze manier wordt al het bloed onder de nagel verwijderd;
- desinfecteer de nagel opnieuw en dek deze onder stevige druk af met een steriel gaaspleisterverband.

Als er geen nagelboortje voorhanden is, kan men gebruikmaken van een paperclip. Dit gaat als volgt:
- reinig de blauwe teennagel met een desinfectans;
- buig de paperclip zodanig dat het ene uiteinde in een kurk gestoken kan worden;
- het andere uiteinde wordt roodgloeiend verhit;
- vervolgens brandt men met het gloeiende uiteinde een gaatje in de nagel;
- als laatste de nagel weer desinfecteren en onder stevige druk een gaaspleisterverband aanbrengen.

Als het juiste materiaal niet voorhanden is, of als de beschreven procedure niet wil lukken, dan moet men de huisarts inschakelen.

5.1.6 Likdoorn/eksteroog
Likdoorns ontstaan vaak op plekken (van met name de voet) waar langdurig een verhoogde druk ontstaat. Er kan dan een ronde, harde verdikking van de opperhuid ontstaan, vaak met een harde kern. Deze harde kern kan naar binnen groeien en op zenuwen drukken. Hierdoor kan met name bij belasting behoorlijk veel pijn ontstaan. Mogelijke oorzaken kunnen te nauwe of te kleine schoenen zijn.

Een eksteroog is een likdoorn die zich met name tussen de tenen bevindt. De huid bij een eksteroog blijft vaak zacht omdat de ruimte tussen de tenen vaak warm en vochtig is.

Actie
- goed passend schoeisel;
- likdoornpleister;
- voetbaden om de likdoorn te verweken.

5.2 Steenpuisten
Een ontstoken haarzakje (folliculitis) kan uiteindelijk ontaarden in een steenpuist, ook wel een furunkel genoemd. Een steenpuist is dus een infectie van een haarzakje die veroorzaakt wordt door een stafylokok-

kenbacterie. Meestal ziet men steenpuisten ontstaan op de billen (bijvoorbeeld bij wielrenners of roeiers) maar het komt ook voor in de nek of het gelaat. Een aantal steenpuisten (furunkels) bij elkaar noemt men een karbonkel of negenoog. Dit ontstaat doordat de stafylokokkeninfectie zich uitbreidt. Om deze uitbreiding te voorkomen, dient men steenpuisten te desinfecteren en steriel af te dekken. Direct contact met andere sporters moet, bij een 'open' steenpuist, vermeden worden. Het openen van een steenpuist dient alleen door een (huis)arts te geschieden in verband met kans op uitbreiding van de infectie.

5.3 Blaren

Blaren ontstaan vaak aan de voeten door schuif- en wrijvingskrachten op de huid van de voet. Hierdoor kan de opperhuid van zijn onderlaag loskomen en kan vocht zich hiertussen ophopen. De kans op blaren neemt nog meer toe bij vochtige, warme voeten (bijvoorbeeld zweetvoeten).

Oorzaken
- knellende schoenen (vaak nieuwe, nog niet ingelopen schoenen);
- zweetvoeten.

Men ziet mensen met blaren vaak bij evenementen waarbij veel gelopen moet worden. Een bekend voorbeeld hiervan is de vierdaagse van Nijmegen.

Preventie
- goed ingelopen en goed passend schoeisel;
- het dragen van (wollen) sokken, die het vocht goed opnemen;
- het goed verzorgen van de huid van de voeten;
- eventueel *second skin* gebruiken op drukplekken waar gemakkelijk blaren kunnen ontstaan.

Second skin betekent letterlijk vertaald 'tweede huid'. Het bestaat voornamelijk uit een soort vel van gelei dat men op de huid plakt om zo wrijving te verminderen. Dit gebruikt men dus om blaren te voorkomen en dus niet om op reeds bestaande blaren te plakken.

Actie
Een blaar kan 'open' of 'gesloten' zijn. De therapie bij een gesloten blaar is om de blaar gesloten te houden. De gesloten blaar wordt ontsmet en afgedekt met een gaaspleisterverband. Op deze manier is de kans op infectie gering.

Alleen als de gesloten blaar hinderlijk of pijnlijk is, kan men de blaar op de volgende wijze openen:
- de punt van een naald/speld ontsmetten;
- de huid op en rond de blaar desinfecteren;
- de blaar met een speld aan de onderrand op twee plaatsen inprikken;
- met een steriel gaasje het vocht uit de blaar drukken;
- de blaar opnieuw desinfecteren;
- afdekken met een gaaspleisterverband.
Een 'open' blaar wordt gedesinfecteerd en met een gaaspleisterverband afgedekt.

5.4 Splinters

Men kan een splinter die zich in de huid bevindt op de volgende wijze verwijderen:
- met een pincet de splinter zo dicht mogelijk bij de huid in de lengterichting verwijderen;
- het wondje desinfecteren;
- afdekken met een gaaspleisterverband.
Bij tekenen van infectie, moet de huisarts geraadpleegd worden.

5.5 Insectensteken/beten

Met name bij buitensporten komt het nogal eens voor dat een sporter door een insect gestoken wordt.

Lokale symptomen
- pijn;
- roodheid;
- zwelling.

Actie
- het snel verwijderen van de angel (de angel gaat door met het pompen van het gif in het lichaam);
- eventueel het wondje leegzuigen;
- het aanbrengen van een koud kompres (dit zorgt ervoor dat het gif zich niet snel verspreidt);
- eventueel de plek insmeren met Azaron-crème.

Andere symptomen
Soms kunnen er zich, 10 tot 20 minuten na een steek, ook andere symptomen voordoen zoals:
- duizeligheid;
- braken;
- koud zweet;
- spierkrampen;
- hevige hoofdpijn.

Als deze symptomen zich voordoen, kan er sprake zijn van een allergische reactie op de beet of steek van het

insect. Dit kan leiden tot een shockreactie (een ana-
fylactische shock). Snelle professionele hulp is hierbij
geboden.

Als een insect in de mond- of keelholte gestoken
heeft, dan kunnen er door de zwelling ademhalings-
moeilijkheden optreden. Ook hierbij is snelle, medische
hulp noodzakelijk.

Preventie
Om de kans gestoken te worden te verkleinen wordt
geadviseerd om bij het sporten geen felgekleurde kleding te dragen. Ook wordt het gebruik van parfum afge-
raden.

5.6 Bloedneus
Een neusbloeding kan wijzen op een onschuldige bloeding waarbij adertjes in de neus kapot zijn. Het kan
echter ook wijzen op een gebroken neus of zelfs een
schedelbasisfractuur. Het onderscheid hiertussen is
vaak moeilijk te maken, maar een goede anamnese
en eventueel een röntgenfoto kunnen hierbij uitkomst
bieden.

Actie
Bij een onschuldige bloedneus kan men het volgende
doen:
- de neus zachtjes snuiten om eventuele bloedstolsels
  uit de neus te verwijderen. Deze stolsels kunnen de
  wondranden van de beschadigde bloedvaatjes uit
  elkaar houden waardoor het stoppen van een bloeding
  tegengegaan wordt;
- vervolgens drukt men de neusvleugels net onder het
  neusbotje tegen elkaar en houdt men het hoofd in de
  'leeshouding' (licht voorovergebogen);
- na ongeveer vijf minuten controleren of de bloeding
  gestopt is.

Blijft de neus echter doorbloeden dan is medische hulp
noodzakelijk.

5.7 Oogaandoeningen
Oogletsels komen in de sport nogal eens voor en dan
met name bij contactsporten.

5.7.1 Blauw oog
Door een stomp of een stoot op het oog, kan er rondom het oog een bloeding ontstaan. Dit hematoom veroorzaakt dan een blauw oog. Het oog zelf wordt vaak
door de oogkas beschermd.

Actie
- koude kompres;
- bij problemen met het gezichtsveld kan eventueel een
  huisarts ingeschakeld worden.

5.7.2 Vuiltje/splinter in het oog
Tijdens het sporten kan er een vuiltje of zelfs een klein
insect in het oog terechtkomen.

Symptomen
- tranend oog;
- slecht zien;
- vuiltje is vaak zichtbaar bij de onderste oogrand.

Actie
- men trekt het bovenste ooglid ver over het onderste
  ooglid waarbij het vuiltje zichtbaar wordt en kan worden verwijderd;
- als het vuiltje zichtbaar is dan kan men dit met een
  vochtig puntje van een gaasje naar de binnenste oog-
  hoek wrijven en verwijderen.

Als er sprake is van een splinter in de oogbol, dan mag
men deze nooit zelf verwijderen. De sporter dient dan
zo snel mogelijk naar een (oog)arts te gaan om verdere
beschadiging van het oog te voorkomen.

5.8 Geslachtstraumata
Vooral bij de mannelijke sporter komen letsels aan de
geslachtsorganen nogal eens voor.

5.8.1 Contusio testis
Door een schop of stoot kan er een kneuzing ontstaan
van één of beide testikels. Dit gaat gepaard met hevige
pijn, die soms zo erg kan zijn dat de sporter in shock
raakt of flauwvalt. Ook kan er bij een dergelijke kneuzing een bloeding ontstaan.

Preventie
Bij sommige sporten is het handig om een tok (bescher-
mingskapje) te dragen.

Actie
De actie is met name gericht op het verminderen van
de pijn door:
- het afkoelen van de testikels met een koud
  kompres/koud water;
- de sporter op zijn rug te laten liggen terwijl beide
  benen naar de borst worden opgetrokken;
- de sporter vanuit tenenstand zich in één klap op de

hielen te laten vallen. Door deze schok ontstaat er een spierontspanning en dus een pijnvermindering.

Bij twijfel over de ernst van de aandoening moet een huisarts ingeschakeld worden.

5.8.2 Luxatio testis

Bij deze aandoening is de testikel uit zijn ophanging geschoten (geluxeerd). Ook dit gaat gepaard met hevige pijn.

Actie

Afkoelen en doorsturen naar de huisarts.

5.8.3 Torsio testis

Hierbij is de testikel om zijn as gedraaid waarbij bloedvaten en zenuwen die naar de testikel gaan, afgekneld kunnen worden. Het scrotum (balzak) kan dan eenzijdig rood, warm en dik worden.

Snelle medische hulp is noodzakelijk in verband met kans op onherstelbare schade aan de testikel.

5.9 Brandwonden/verbrandingen

Brandwonden binnen de sport ontstaan vaak bij motor- en autosporten waarbij door direct contact met hete voorwerpen (motor of uitlaat) de huid verbranden kan. Het dragen van de juiste beschermende kleding, verkleint de kans op verbranding.

Ook kunnen brandwonden ontstaan bij het uitglijden of het maken van een *sliding* op kunstgras. Door de wrijving tussen de huid en het kunstgras kan er een brandwond ontstaan.

Bij de ernst van de brandwonden spelen twee factoren een belangrijke rol, namelijk:
1. de hoogte van de temperatuur van het object waarmee de huid in aanraking komt;
2. de tijdsduur van het contact tussen de huid en het object.

Indeling brandwonden

Bij brandwonden kent men de volgende driedeling.
- *Eerstegraads verbranding*: pijnlijke, rode, gezwollen huid.
- *Tweedegraads verbranding*: pijnlijke, rode, gezwollen huid met blaarvorming.
- *Derdegraads verbranding*: verkoling van het weefsel, vaak zonder pijn (in verband met verbrande zenuwen). Het gebied rondom de verkoolde huid is vaak wel pijnlijk omdat hier sprake is van eerste- of tweedegraads verbranding.

Actie
- Bij *eerstegraads verbranding*: afkoelen met lauw/koud, zacht stromend water. Als er geen kraanwater voorhanden is, kan desnoods gebruikgemaakt worden van slootwater.
- Bij *tweedegraads verbranding*: afkoelen met lauw/koud, zacht stromend water. De blaar niet openen, maar beschermen door deze steriel af te dekken.

NB Kleding die vast aan de huid zit dient nooit verwijderd te worden in verband met verhoogde kans op infectie. Het afkoelen van de brandwond dient langdurig te gebeuren. Als dit maar kort gebeurt, dan kan het verbrande weefsel door nawerking van de warmte nog verder beschadigd worden.

Complicaties bij brandwonden

Naast de kans op infectie bij een brandwond kan er ook een shock optreden. Hoe groter het verbrande lichaamsoppervlak, des te groter de kans op een shock wordt. Shock treedt op doordat er bij het slachtoffer veel vochtverlies optreedt.

Om de grootte en uitgebreidheid van het verbrande lichaamsoppervlak te bepalen is de 'regel van negen' in het leven geroepen. Deze regel kent de volgende indeling:
- hoofd en hals = 9%
- arm = 9%
- voorzijde romp = 2 x 9% (18%)
- achterzijde romp = 2 x 9% (18%)
- voorzijde been = 9%
- achterzijde been = 9%

Deze percentages gelden echter alleen bij volwassenen. Bij baby's en kinderen liggen deze percentages iets anders. Als 10% of meer van het lichaamsoppervlak verbrand is, moet men er ernstig rekening mee houden dat de kans op een shock aanwezig is.

NB Breng nooit zalf of poeder aan op de brandwonden. Hierbij vergroot men vaak de kans op infectie.

Bij het inademen van hete gassen of dampen kunnen de ademhalingswegen beschadigd worden. Dit leidt vaak tot zwelling van het slijmvlies van de ademhalingswegen. Hierdoor wordt het ademen bemoeilijkt, waardoor het slachtoffer erg benauwd kan worden. Snelle professionele hulp is hierbij geboden.

5.10 Duikongevallen

Hier worden twee aandoeningen besproken die tijdens het duiken kunnen optreden. Ze kunnen beide levensbedreigend zijn als de juiste hulp uitblijft.

5.10.1 Squeezes

Door het duiken ontstaan zowel tijdens het afdalen als bij het stijgen drukveranderingen in het lichaam. Door deze drukveranderingen kunnen de volgende symptomen ontstaan:
- doofheid;
- bloedneus;
- bloedend oor;
- pijn in één of beide oren;
- pijn tussen of boven de ogen.

5.10.2 Caissonziekte

Als een duiker vanaf een diepte van 10 meter of meer te snel naar de oppervlakte komt, kan de druk in de longen te hoog worden, waardoor de longblaasjes (alveoli) beschadigd kunnen worden.

Symptomen
- moeilijk kunnen ademen;
- pijn in de borst;
- er kan eventueel een luchtembolie optreden. Er ontstaat hierbij een luchtbel in het bloedvatenstelsel. Dit kan leiden tot onherstelbare schade aan organen en de hersenen.

Bij het te snel opstijgen kan caissonziekte ontstaan. Tijdens het duiken wordt het vetweefsel in ons lichaam verzadigd met stikstofmoleculen. Deze moleculen kunnen tijdens het langzaam naar de oppervlakte stijgen via het bloed en de ademhaling het lichaam verlaten. Stijgt men echter te snel dan blijven deze stikstofmoleculen in het lichaam en spreekt men van caissonziekte. Dit kan de volgende symptomen veroorzaken:
- verlamming;
- jeuk;
- gewrichtspijnen;
- duizeligheid;
- afwijkend gedrag;
- verstikking;
- verminderd zicht.

Actie
- het water in en langzaam opstijgen aan de hand van decompressietabellen;
- naar het ziekenhuis voor een behandeling in een decompressietank.

Door deze behandeling kunnen de stikstofmoleculen via de ademhaling het lichaam verlaten, waardoor de symptomen verdwijnen. Snelle hulp is hierbij dus geboden in verband met kans op onherstelbare schade.

5.11 Hielletsels/hielspoor

Bij sporters komen hielletsels regelmatig voor. Dit gebeurt met name bij sporters die de hiel extra belasten zoals marathonlopers of snelwandelaars. De pijn die bij hielletsels ontstaat kan verschillende oorzaken hebben. Zo kan de huid van de hiel te droog zijn of de eeltlaag te dik, waardoor de huid gaat barsten. Hierdoor ontstaan huidkloven die met name tijdens het belasten pijn kunnen veroorzaken.

Actie
- de eeltlaag van de hiel niet te dik laten worden;
- de voet en hiel insmeren met vochtinbrengende zalf.

De pijn bij een hielletsel kan ook ontstaan door degeneratie van het vetkussentje onder het hielbeen (calcaneus). Dit vetkussentje vangt tijdens belasting de klappen op en heeft dus een schokdempende functie. Bij overbelasting kan dit kussentje degenereren, waardoor de schokabsorptie minder wordt en de hiel breder wordt. Dit kan tijdens het sporten veel pijn veroorzaken. Als men hier niets aan doet, zal de pijn toenemen en zelfs het normale lopen bemoeilijken.

Actie
- de hiel ongeveer 24 uur niet belasten;
- schoenen dragen met een stevig conterfort om zo de degeneratie en verbreding van de hiel tegen te gaan;
- fysiotherapeutische behandeling om het herstel te bevorderen.

Hielspoor
Pijn in de hiel kan ook nog veroorzaakt worden door een hielspoor. Een hielspoor begint vaak met een pijnlijke aanhechting van een peesplaat onder de voet die aan de calcaneus vastzit. Op de röntgenfoto is dan een botpuntje (spoor) op de calcaneus ter hoogte van de aanhechting van de peesplaat te zien.

Men ziet deze aandoening nogal eens bij langeafstandlopers. Bij elke stap die men neemt, voelt men in de hiel een scherpe pijn.

Actie
- fysiotherapeutische behandeling ter bevordering van het herstel;

- ontlasten door het plaatsen van een hieltje (zooltje), met uitsparing ter hoogte van de hielspoor, in de schoen.

Om een hielspoor of hielletsel te voorkomen dient men ter preventie goed, schokabsorberend schoeisel te kopen.

5.12 M. Osgood-Schlatter

Bij deze aandoening is er sprake van een ontwikkelings-stoornis van de tuberositas tibiae. Door een slechte doorbloeding en door overbelasting van de tuberositas tibiae ontstaat er een botnecrose (afsterving van botweef-sel). Men ziet dit vooral optreden bij jongens tussen de 10 en 16 jaar (groeispurt).

Symptomen
- pijn en zwelling ter hoogte van de tuberositas tibiae;
- soms lokale temperatuurverhoging;
- doordat de pees van de m. quadriceps aan de tubero-sitas tibiae vastzit, veroorzaakt het aanspannen en het rekken van deze spier extra veel pijn.

Actie
- rust;
- bewegingen vermijden die de pijn doen toenemen;
- rekoefeningen van de m. quadriceps vermijden.

Er treedt vaak spontaan herstel op, maar dit kan gepaard gaan met botdeformatie. Dit houdt in dat de tuberositas tibiae extra dik blijft doordat er extra kalkafzetting plaats-vindt.

5.13 M. Scheuermann

Deze aandoening is een groeistoornis van met name één of meerdere thoracale wervel(s). Hierdoor kan de wervel aan de voorzijde inzakken waardoor er een wig-vormige wervel ontstaat. Dit leidt dan vaak tot een ver-sterkte thoracale kyfose en pijn.

Actie
- fysiotherapeutische behandeling;
- eventueel een rugmassage ter vermindering van de pijn en ter normalisering van de spiertonus.

6 Verbanden, bandages en tapes

In dit gedeelte gaan wij aan de hand van verschillende aandoeningen, de volgende verbanden, bandages en tapes bespreken:
• drukverbanden;
• wondverbanden;
• doekverbanden;
• bandages en tapes.

6.1 Drukverbanden

Bij een kneuzing of een verstuiking (distorsie) wordt de ICE-regel (zie blz. 123) toegepast. Na de koeling wordt het desbetreffende lichaamsdeel geïmmobiliseerd en gecomprimeerd door een drukverband. Deze compressie en immobilisatie kan men zowel op spierweefsel (kneuzing/contusie) als op gewrichten (verstuiking/distorsie) toepassen.

Bij een drukverband moet altijd op stuwing gelet worden. Stuwing treedt op als het drukverband te strak is aangelegd en de circulatie daardoor belemmerd wordt. Stuwing kent de volgende symptomen:
- pijn;
- verkleuring (blauw) van met name de tenen of vingers;
- prikkelingen/tintelingen van de tenen of vingers.
Indien stuwing optreedt, moet het drukverband iets minder strak worden aangelegd.

De techniek van een drukverband wordt voor de volgende structuren besproken:
• spierweefsel in het algemeen;
• de enkel;
• de knie;
• de pols;
• de duim;
• de elleboog.

6.1.1 Spierweefsel in het algemeen
Door een klap, stoot of trap op een spier (spiercontusie), kan er een bloeding in de spier ontstaan. Dit gaat vaak gepaard met een zwelling en een hematoom. Deze symptomen kunnen ook ontstaan bij een spierscheurtje. Om de zwelling zoveel mogelijk tegen te gaan, kan er na de koeling een drukverband aangelegd worden.

Benodigd materiaal
- synthetische watten (vliespolster);
- ideaalwindsel;
- 2 stukjes tape;
- eventueel een stukje schuimrubber.

Techniek
- De synthetische watten worden circulair van distaal naar proximaal ruim over de kneuzing aangelegd.
- Vervolgens wordt er onder druk over de watten circulair van distaal naar proximaal het ideaal windsel aangelegd (foto 1).

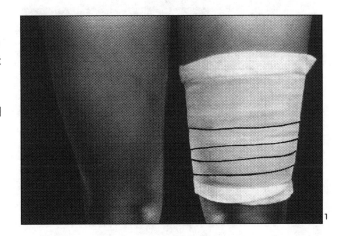

- Op de plek van de laesie kan ook extra druk gegeven worden. Ook kan deze druk op de plek van de laesie vergroot worden door op de laesie een stukje schuimrubber te plaatsen.
- Belangrijk bij dit drukverband is dat de watten zowel distaal als proximaal 2 cm blijven uitsteken.
- Het geheel wordt gefixeerd met 2 stukjes tape.

6.1.2 De enkel
Het enkelgewricht is een gewricht dat men vaak verstuikt. Deze verstuiking noemt men ook wel distorsie, en hierbij kan de voet zowel naar binnen als naar buiten 'klappen'. Indien de voet naar binnen 'klapt' noemt men dit een inversietrauma. 'Klapt' de voet naar buiten toe, dan spreekt men van een eversietrauma. Deze verschillende traumata's worden nu afzonderlijk besproken.

Het inversietrauma
Het inversietrauma vindt dus plaats als de voet naar binnen 'klapt' en de voet en enkel dus een inversiebeweging maken. Dit trauma komt veel vaker voor dan

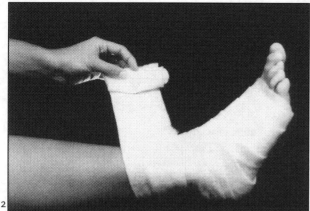

2

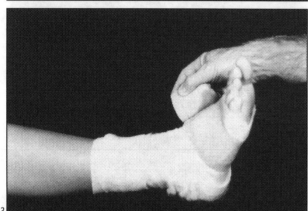

3

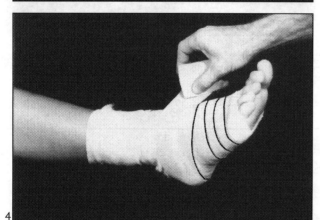

4

het eversietrauma, hetgeen onder andere komt door een grotere beweeglijkheid van de enkel en de voet in inversierichting. Bij dit trauma worden de banden (met name het ligamentum talofibulare anterius) aan de laterale zijde van de enkel overrekt en kunnen zelfs scheuren. Dit gaat vaak gepaard met de volgende symptomen:
- pijn (met name lateraal);
- zwelling (met name lateraal);
- hematoomvorming;
- verminderde enkelfunctie;
- drukpijn op de plek van de laesie (met name lateraal).

De eerste hulp bij een enkeldistorsie is de ICE-regel. Na het koelen moet er snel een drukverband aangelegd worden. Er volgt nu een beschrijving van het aanleggen van een drukverband bij een enkeldistorsie.

Drukverband inversietrauma
Benodigd materiaal
- vliespolster;
- ideaalwindsel;
- 2 stukjes tape.

Techniek
- Allereerst wordt de vliespolster circulair van distaal naar proximaal om de voet en enkel aangelegd. Men 'kijkt' hierbij in de rol om de polster makkelijk af te kunnen rollen. Het begin van de rol wordt evenwijdig aan de laterale voetrand geplaatst en via de voetrug en enkel op het onderbeen afgewikkeld. Hierbij moet dus de gehele enkel (inclusief de hiel) bedekt worden (foto 2).
- Vervolgens plaatst men het begin van het ideaalwindsel op exact dezelfde wijze als het vliespolster op de voetrug langs de laterale voetrand. Hierbij blijft de polster 2 cm uitsteken.

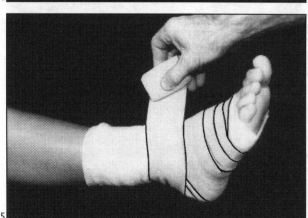

5

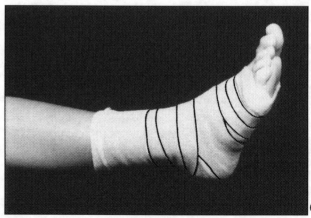

6

- Dan maakt men onder stevige druk een circulaire slag om de voorvoet (foto 3). Deze slagen zet men voort richting enkel. Men kan de zwachtel bij de laterale zijde iets meer aantrekken zodat de voet licht in eversie wordt getrokken. Hierdoor ontlast men de laterale banden.
- Als men bij de enkel is aangekomen wordt er één slag om de hiel aangelegd (foto 4).
- Daarna wordt de hiel respectievelijk distaal en proximaal van de voorgaande slag volledig bedekt (foto 5).
- Als laatste wordt de rol op het onderbeen afgewikkeld waarbij de vliespolster 2 cm onder de zwachtel blijft uitsteken (foto 6). Het geheel wordt vastgezet met 2 stukjes tape.

Drukverband eversietrauma
Bij een eversietrauma worden de banden aan de mediale zijde van de enkel overrekt of gescheurd. De symptomen zijn hetzelfde als de symptomen bij een inversietrauma, echter nu zitten de zwelling en drukpijn mediaal. Ook bij dit trauma geldt de ICE-regel en hebben wij hetzelfde materiaal nodig als bij een inversietrauma.

Benodigd materiaal
- vliespolster;
- ideaalwindsel;
- 2 stukjes tape.

Techniek
Voor het aanleggen van dit verband wordt verwezen naar de techniek van het drukverband bij een inversietrauma. Echter dit drukverband is het spiegelbeeld van het verband bij een inversietrauma.

Er wordt nu met zowel het vliespolster als de zwachtel aan de mediale voetrand begonnen. Op deze manier wordt de voet iets in inversie getrokken en worden de mediale banden ontlast. De volgorde waarmee zowel het vliespolster als de zwachtel wordt afgerold is afgezien van het spiegelbeeld exact hetzelfde als bij het drukverband bij een inversietrauma. Ook hierbij let men op stuwing.

6.1.3 De knie
De knie is een kwetsbaar gewricht, omdat het minder stabiel is dan bijvoorbeeld het heupgewricht. De stabiliteit van het kniegewricht is afhankelijk van het band-, kapsel- en spierapparaat. Dit maakt dat het kniegewricht een blessuregevoelig gewricht is. De knie-distorsie komt dan ook vaak voor en kan de volgende symptomen geven:

- pijn;
- zwelling;
- lichte flexiestand;
- verminderde functie;
- drukpijn op de plaats van het beschadigde band- en kapselapparaat.

De eerste hulp bestaat ook hier uit de ICE-regel. Na het koelen wordt er zo snel mogelijk een drukverband aangelegd.

Benodigd materiaal
- vliespolster;
- ideaalwindsel;
- 2 stukjes tape.

Techniek
- Allereerst wordt de vliespolster van distaal naar proximaal circulair aangelegd zodat de gehele knie bedekt is (foto 7).
- Vervolgens legt men met een ideaalwindsel een circulaire slag op de patella (foto 8).

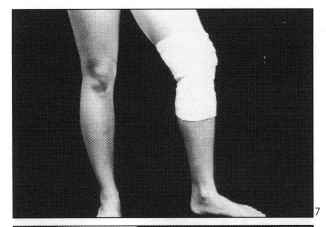
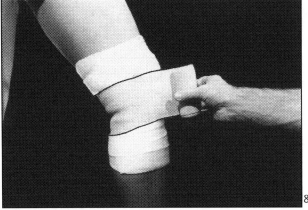

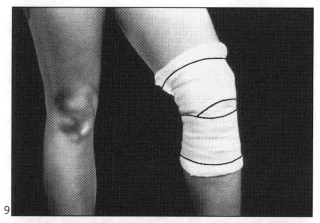

9

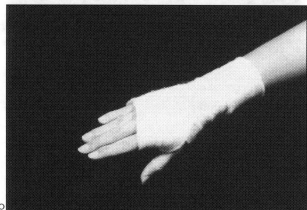

10

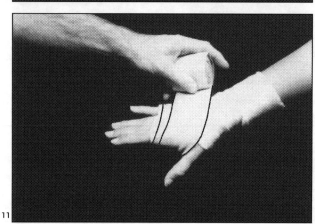

11

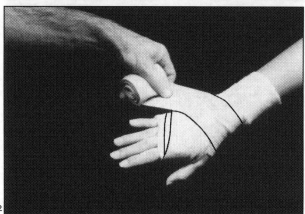

12

- Daarna wordt er afgewisseld distaal en proximaal van de eerste slag de knie met stevige druk ingezwachteld (foto 9). De eerste slag wordt hierbij voor ongeveer de helft bedekt en de slagen kruisen zich in de knieholte. Men eindigt op het bovenbeen en de zwachtel wordt dan met 2 stukjes tape vastgezet.
- Ook bij dit drukverband is het belangrijk dat de vliespolster zowel distaal als proximaal 2 cm blijft uitsteken. Tevens let men ook hier weer op stuwing.

6.1.4 De pols

De pols wordt vaak verstuikt bij het opvangen van het lichaam na bijvoorbeeld een val. Bij sporten zoals judo, volleybal, worstelen en turnen komt dit nogal eens voor. Vaak ontstaat deze blessure door het verkeerd opvangen van het lichaam. Hierbij worden de handen vaak zo neergezet, dat de vingers naar voren wijzen. Door deze positie van de handen kan er een hyperdorsaal flexietrauma van de pols optreden. Om de kans op zo'n trauma te verkleinen, kan men beter de handen zo neerzetten dat de vingers naar binnen wijzen. Bij een polsverstuiking kunnen de volgende symptomen optreden:
- pijn;
- zwelling;
- verminderde functie;
- drukpijn op de plaats van de laesie;
- hematoomvorming.

De eerste hulp bestaat uit de ICE-regel. Na het koelen moet snel een drukverband worden aangelegd.
Voordat overgegaan wordt tot het koelen, moeten eventuele aanwezige horloges, kettingen en ringen van de pols en vingers verwijderd worden.

Benodigd materiaal
- vliespolster;

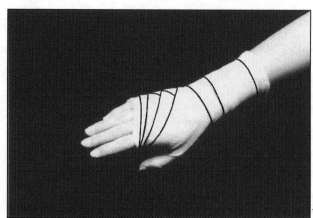

13

- ideaalwindsel;
- 2 stukjes tape.

Techniek
- Het vliespolster wordt circulair van distaal naar proximaal aangelegd waarbij de hand en pols bedekt worden (foto 10).
- Vervolgens begint men met het uiteinde van het ideaalwindsel aan de zijde van de wijsvinger op de handrug (foto 11). Hierbij laat men het polster 2 cm uitsteken.
- Daarna gaat men onder stevige druk met circulaire slagen richting de pols.
- Indien men bij de duim aankomt, gaat men kruiselings over de handrug verder (foto 12). Deze slagen herhaalt men nog eenmaal echter nu wat proximaler.
- Vervolgens wordt de zwachtel circulair via de onderarm met 2 stukjes tape vastgezet. Ook hier laat men de polster 2 cm uitsteken (foto 13). Blijf letten op het eventueel optreden van stuwing.

6.1.5 De duim
Een duimverstuiking komt nogal eens voor bij skiën of volleybal. Door zo'n distorsie is vaak de gehele handfunctie beperkt. De symptomen die op kunnen treden zijn:
- pijn;
- zwelling;
- verminderde functie;
- drukpijn ter hoogte van het gewricht.

De ICE-regel is ook hier van toepassing. Na het koelen gaat men snel over tot het aanleggen van een drukverband.

Benodigd materiaal
- vliespolster;
- ideaalwindsel;
- 2 stukjes tape.

Techniek
- Om een goede gelijkmatige druk op het carpometacarpale (CMC) gewricht van de duim te verkrijgen, wordt eerst van het vliesmateriaal een polstering gemaakt (foto 14).
- Deze polstering wordt vervolgens om het CMC-gewricht geschoven (foto 15).
- Daarna wordt de gehele pols met vliespolster bedekt op dezelfde wijze als bij het drukverband van de pols.
- Met een ideaalwindsel wordt op dezelfde wijze begonnen als bij het polsdrukverband (foto 16).
- Als men nu bij de duim aankomt, wordt het CMC-gewricht met stevige druk goed ingezwachteld (foto 17).

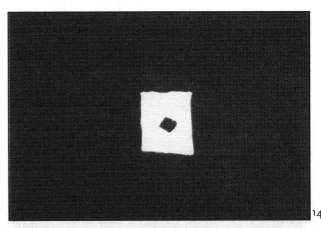

14

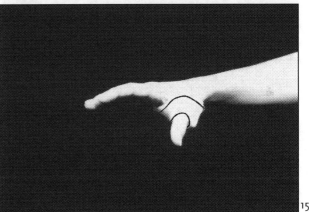

15

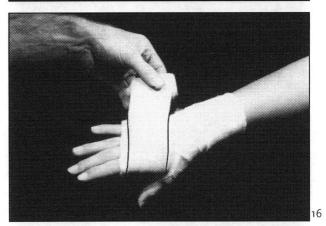

16

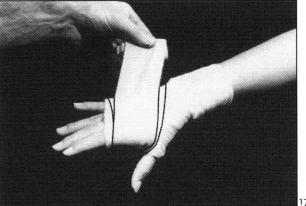

17

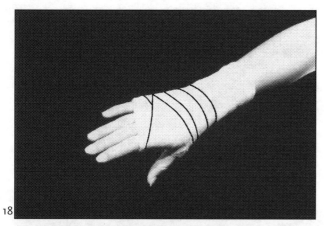

18

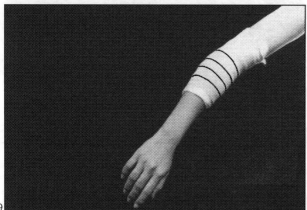

19

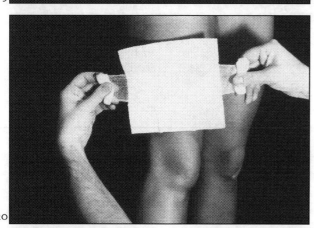

20

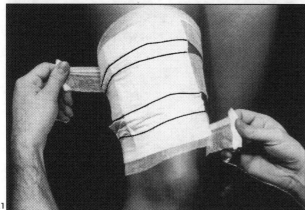

21

Deze laatste slag kan eventueel iets naar proximaal herhaald worden.
- Ook hier is het belangrijk om het polstermateriaal 2 cm te laten uitsteken.
- Zorg ervoor dat de duim bij deze bandage niet te veel in oppositierichting getrokken wordt.
- Als laatste wordt de bandage op exact dezelfde manier afgewikkeld als bij het drukverband van de pols (foto 18). Blijf ook bij deze bandage letten op symptomen van stuwing!

6.1.6 De elleboog

Het elleboogsgewricht wordt nogal eens verstuikt bij sporten zoals speerwerpen, honkbal en turnen. De symptomen die bij zo'n verstuiking op kunnen treden zijn:
- pijn;
- zwelling;
- verminderde functie;
- hematoomvorming.

De ICE-regel is ook hier van toepassing. Na het koelen wordt snel overgegaan tot het aanleggen van een drukverband.

Benodigd materiaal
- vliespolster;
- ideaalwindsel;
- 2 stukjes tape.

Techniek
- Het vliespolster wordt circulair van distaal naar proximaal aangelegd zodat de elleboog in het geheel bedekt is.
- Daarna wordt op dezelfde wijze met een ideaalwindsel circulair van distaal naar proximaal gezwachteld (foto 19).
- Uiteindelijk wordt de zwachtel op de bovenarm met 2 stukjes tape gefixeerd.
- Ook hierbij moet het vliespolster zowel distaal als proximaal 2 cm blijven uitsteken.
- Blijf bij deze bandage goed letten op stuwing. De kans op stuwing is bij de elleboog extra groot in verband met de oppervlakkige ligging van de bloedvaten.

[Foto 21]
Op deze manier worden de randen goed afgesloten, en verkleint men de kans op infectie.

6.2 Wondverbanden

Wondverbanden worden aangelegd bij een bloeding. Er worden hier 3 wondverbanden besproken te weten:
• het wondverband;
• het wonddrukverband;
• het zwaluwstaartje.

6.2.1 Het wondverband

Er wordt een wondverband aangelegd bij een veneuze of capillaire bloeding. Men kan op twee manieren een wondverband aanleggen.

Eerste manier

Benodigd materiaal
- desinfectans en steriel gaasje (om te desinfecteren);
- snelverband.

Een snelverband is een steriel verband waaraan twee zwachtels bevestigd zijn. Er bestaan verschillende afmetingen van het snelverband:
snelverband nr. 1 = 12 x 12 cm;
snelverband nr. 2 = 18 x 18 cm;
snelverband nr. 3 = 18 x 28 cm;
snelverband nr. 4 = 28 x 28 cm.
Men pakt een snelverband uit de verpakking bij de zwachtels en niet bij het steriele gaasje in verband met infectiegevaar (foto 20). Men 'kijkt' hierbij in de rol van beide zwachtels.

Techniek
- Allereerst de wond(randen) desinfecteren.
- Men legt het gaasje van het snelverband op de wond.
- De eerste slag van beide zwachtels legt men zodanig aan dat de ene helft van de zwachtel op de huid en de andere helft op de buitenste rand van het gaasje ligt (foto 21).
- Daarna wikkelt men beide zwachtels van buiten naar binnen af, waarbij de slagen elkaar overlappen.
- Als laatste wordt er een knoop gemaakt van beide uiteinden van de zwachtels. Let hierbij op dat de knoop niet op de wond wordt gelegd (foto 22).

Als de zwachtels van een snelverband te kort zijn, kan men het geheel circulair van distaal naar proximaal afzwachtelen met een hydrofiel windsel.

Tweede manier

Benodigd materiaal
- desinfectans en steriel gaasje (om te desinfecteren);
- steriel gaasje (iets groter dan de wond);
- vliespolster;
- hydrofiel windsel.

Techniek
- Allereerst de wond(randen) desinfecteren.
- Men legt allereerst het steriele gaasje op de wond. Pak hierbij, na het openscheuren van de verpakking, het gaasje bij het uiterste puntje van een hoek in verband met infectiegevaar.
- Over het gaasje wordt één laag vliespolster gelegd, die het gaasje geheel bedekt.
- Als laatste gaat men met een hydrofiel windsel van distaal naar proximaal circulair over het vliespolster heen. Men mag hierbij op de wond iets meer druk geven om de bloeding te verminderen.

6.2.2 Het wonddrukverband

Een wonddrukverband wordt aangelegd bij een arteriële of een ernstige veneuze bloeding. Ook het wonddrukverband kan men op twee manieren aanleggen.

Eerste manier

Benodigd materiaal
- snelverband;
- vliespolster;
- ideaalwindsel.

Techniek
- Allereerst wordt er op de wond een snelverband aangelegd op dezelfde manier zoals besproken is bij een wondverband.
- Daarna gaat men met het vliespolster circulair van distaal naar proximaal over het snelverband heen.
- Vervolgens wordt er onder stevige druk met een ideaalwindsel circulair van distaal naar proximaal gezwach-

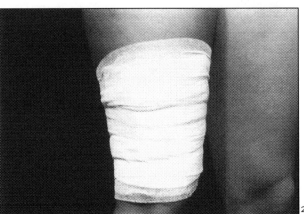
22

teld. Op de wond zelf wordt extra druk gegeven en het vliespolster moet hierbij zowel distaal als proximaal 2 cm blijven uitsteken.
- Let erop dat het verbonden lichaamsdeel niet volledig afgeknepen wordt.

Tweede manier

Benodigd materiaal
- steriel gaasje;
- vliespolster;
- hydrofiel windsel;
- ideaalwindsel.

Techniek
- Op de wond wordt allereerst een steriel gaasje neergelegd.
- Vervolgens gaat hier één laag vliespolster overheen.
- Daarna zwachtelt men met een hydrofiel windsel circulair van distaal naar proximaal over het polster heen.
- Dit geheel wordt bedekt door een circulair van distaal naar proximaal aangelegd vliespolster.
- Als laatste wordt er met een ideaalwindsel onder stevige druk circulair van distaal naar proximaal gezwacht-teld. Er wordt hierbij op de wond extra druk gegeven. Het polstermateriaal moet aan zowel de distale als proximale zijde 2 cm blijven uitsteken.
- Let erop dat het verbonden lichaamsdeel niet volledig afgeknepen wordt.

Men kan eigenlijk zeggen dat de tweede manier van een wonddrukverband bestaat uit de tweede manier van een wondverband met hier overheen een circulair aangelegde vliespolster en ideaalwindsel.

Als een wonddrukverband doorbloedt, kan één van de volgende twee handelingen worden toegepast.
Eerste handeling:
> - leg op de wond één laag vliespolster;
> - ga hier met een ideaalwindsel circulair van distaal naar proximaal met stevige druk overheen.

Tweede handeling:
> - leg een prop witte watten op de plek waar het doorbloedt;
> - ga hier overheen met één laag vliespolster;
> - zwachtel dit geheel af met een ideaalwindsel, circulair van distaal naar proximaal.

6.2.3 Het zwaluwstaartje

Voor kleine snij- of scheurwondjes kan men het beste een zwaluwstaartpleister gebruiken. Zulke wonden ontstaan nogal eens bij de lippen of wenkbrauwen. Na het ontsmetten met Sterilon en een steriel gaasje brengt men deze pleister aan. Op deze manier worden de randen goed bij elkaar gehouden (foto 23).

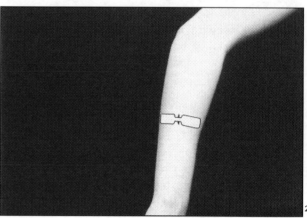

23

6.3 Doekverbanden

Een doekverband wordt vaak aangelegd na het aanleggen van een wond- of drukverband. Ook worden bij fracturen of (sub)luxaties doekverbanden gebruikt. De doekverbanden hebben onder andere de volgende vormen:
- de mitella;
- de verhoogde mitella;
- de brede das.

6.3.1 De mitella

De mitella wordt gebruikt bij een kneuzing (contusie), verstuiking (distorsie), ontwrichting (luxatie) of een botbreuk (fractuur) van hand, pols en/of onderarm.

Benodigd materiaal
- driekante doek;
- veiligheidsspeld.

Techniek
- De langste zijde van de doek wordt onder de onderarm/pols/hand geplaatst zodanig dat deze parallel loopt aan de niet-aangedane arm. De punt van de doek komt zo bij de elleboog te liggen (foto 24).
- Het onderste deel van de doek wordt vervolgens omhooggeklapt.
- Dit wordt gevolgd door het aanleggen van een platte knoop die aan de heterolaterale zijde van de nek komt te liggen. Deze knoop mag niet op de nekwervels komen te liggen omdat dit erg oncomfortabel kan zijn.
- Als laatste wordt de punt van de doek bij de elleboog omgeslagen en vastgezet met een veiligheidsspeld (foto 25).
- Bij het aanleggen van een mitella moet tevens de hand ondersteund worden. Alleen de vingers steken nog uit de mitella.

6.3.2 De verhoogde mitella

Een verhoogde mitella legt men aan bij een bloeding aan de hand, pols of onderarm. Hierdoor komt het desbetreffende lichaamsdeel hoger te liggen en zal het minder snel bloeden.

Benodigd materiaal
- driekante doek;
- 2 veiligheidsspelden.

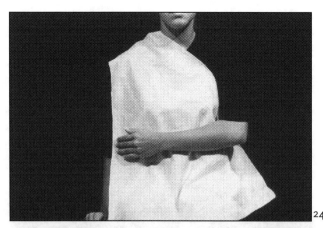

24

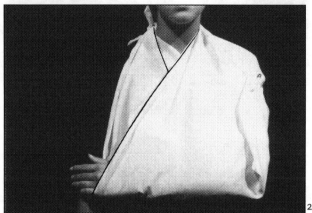

25

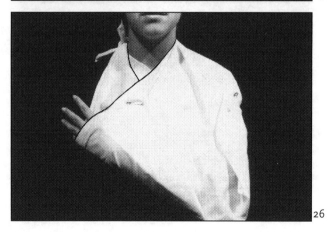

26

Techniek
- Men legt allereerst een mitella aan op de manier zoals hiervoor beschreven is.
- Vervolgens wordt de elleboog gebogen zodat de hand, pols en onderarm hoger komen te liggen.
- De slip van de mitella wordt vervolgens naar boven toe omgeslagen en met een veiligheidsspeld vastgezet (foto 26).

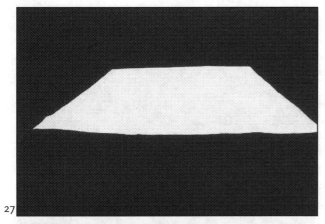

27

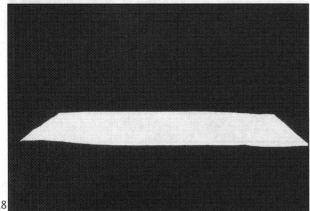

28

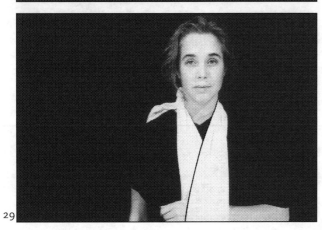

29

6.3.3 De brede das
Een brede das legt men aan bij een blessure (bijvoorbeeld een fractuur) aan de elleboog, bovenarm, schouder of het sleutelbeen.

Benodigd materiaal
driekante doek.

Techniek
- De bovenste punt van de driekante doek wordt naar beneden omgevouwen (foto 27).

- Vervolgens wordt het nogmaals naar beneden omgevouwen zodat er een brede das ontstaat (foto 28). De brede das wordt op dezelfde wijze aangelegd als de mitella. Nu echter wordt met name de pols en een deel van de hand gesteund (foto 29).

6.4 Tapes en bandages algemeen
De tape die wij kennen, ook wel sporttape genoemd, behoort tot de niet-elastische, klevende bandages. Men gebruikt tape vaak bij het ontlasten en/of ondersteunen van structuren van het bewegingsapparaat die bijvoorbeeld tijdens het sporten onder spanning komen te staan. Met deze structuren worden onder andere banden (ligamenten), kapsels en spieren bedoeld.

Bij gewrichten zorgt tape ervoor dat de normale bewegingsuitslagen van de gewrichten niet overschreden kunnen worden, zonder daarbij echter de normale functie van het gewricht te belemmeren. Op deze manier kan tape er dus voor zorgen dat de stabiliteit van een gewricht vergroot wordt. Bij spieren zorgt tape dat de desbetreffende spier of spiergroep ondersteund wordt.

Naast de pure biomechanische werking van tape, kent tape ook een neuroreflectoire werking. Tape prikkelt de huidsensoren (proprioceptie). Dit geeft via het zenuwstelsel een verbeterde spierfunctie en coördinatie van de spieren rondom het desbetreffende gewricht.

6.4.1 Wanneer gebruik je tape?
Een tape kan zowel met een preventief als therapeutisch doel aangelegd worden. Een preventieve tape kan bij een intact bewegingsapparaat letsels en blessures voorkomen. Een therapeutische tape wordt aangelegd om bij een bepaalde blessure of bijna hersteld letsel de desbetreffende structuur te ontlasten of te ondersteunen. Het herstel kan hierdoor versneld worden.

Belangrijk is dat je nooit meer dan noodzakelijk moet tapen. De normale gewrichts- of spierfunctie moet zoveel mogelijk intact blijven.

6.4.2 Voorwaarden om tot het tapen over te gaan
Alvorens men overgaat tot het aanleggen van een tape moet aan een aantal voorwaarden worden voldaan.
- De huid moet droog en vetvrij zijn (bijvoorbeeld gebruik van aceton).
- De huid moet onbehaard zijn. Tapen op een behaarde huid kan namelijk haarzakontstekingen (folliculitis) veroorzaken. Haren dienen met een scheermesje verwijderd te worden. Eventueel kan men in sommige gevallen de behaarde huid bedekken met een onderlaag (bijvoorbeeld Gazofix). Het nadeel van zo'n onder-

laag kan zijn dat de tape minder stevig blijft zitten en dat je de huidsensoren minder prikkelt.
- Bij sterk transpirerende lichaamsdelen zoals handen en voeten mag men voor het tapen gebruikmaken van een plakspray. Dit verhoogt de kleefkracht van de tape waardoor de tape minder snel zal loslaten.
- Overtollige tape moet afgescheurd en verwijderd worden.

6.4.3 Andere belangrijke aspecten bij het tapen
- De tapestroken mogen, op enkele uitzonderingen na, niet circulair worden aangelegd in verband met stuwing.
- De tapestroken dienen zo glad mogelijk te worden aangelegd. Een plooi of rimpel kan de huid irriteren en zelfs blaren veroorzaken (met name onder de voet).
- De aangelegde tape moet functioneel zijn. Houd hierbij goed het doel van je tape voor ogen.
- Met het aanleggen van de tape moet men ervoor zorgen dat men het gewricht niet te ver in de tegenovergestelde richting van de te beperken richting gaat tapen. Hierdoor wordt de normale gewrichtsfunctie belemmerd.
- Op kwetsbare huidplekken zoals de knie- of elleboogholte kan men gebruikmaken van een polstering van vilt of schuimrubber. Zo wordt de huid beschermd tegen de tape. Tevens kan men polstermateriaal gebruiken om holtes op te vullen zoals bij de laterale en mediale malleolus van de enkel.
- Om de tape te verwijderen kan men een *tapecutter* gebruiken. Dit is een mesje dat de tape doorsnijdt en de huid hierbij beschermt. Ook kan men gebruikmaken van een *taperemover*; dit is een spray die de lijmlaag van de tape oplost zodat de tape makkelijk te verwijderen is.

6.4.4 Soorten tapestrips
Bij een tapetechniek kan men verschillende soorten tapestrips onderscheiden:
• ankerstrips;
• werkstrips;
• fixatiestrips;
• afsluitende strips.

Ankerstrips
De ankerstrips zijn de strips die het begin en het einde van met name de werkstrips vormen. Zij worden meestal proximaal en distaal van de te tapen structuur aangelegd. De ankerstrips worden in verband met stuwing niet geheel circulair aangelegd. Er moet dus een kleine opening aanwezig blijven.

Werkstrips
De werkstrips zijn de strips die ervoor zorgen dat de te beperken beweging van een gewricht of ondersteuning van een spier of spiergroep plaatsvindt. Zij zorgen dus uiteindelijk voor de werking van de tape.

Fixatiestrips
De fixatiestrips zijn de strips die met name de werkstrips op hun plaats houden. Zonder deze strips kunnen de werkstrips makkelijk loslaten en hun functie verliezen.

Afsluitende strips
De afsluitende strips zijn strips die er onder andere voor zorgen dat de tapestrips niet loslaten of omkrullen tijdens het aan- en uittrekken van bijvoorbeeld kleding of schoeisel. De afsluitende strips worden als laatste strips aangebracht bij een tapeconstructie.

6.4.5 De bandages
Bandages worden over het algemeen over de tape aangelegd om de tape tijdens het sporten goed te fixeren. Tevens worden bandages op zichzelf gebruikt ter ondersteuning van bepaalde structuren (steunende bandages).

Bandages kunnen uit verschillend materiaal bestaan. De bandages die hier besproken en gebruikt worden zijn de elastische, klevende bandages (bijvoorbeeld Elastoplast of Tensoplast). Ook bestaan er bandages die elastisch zijn en op zichzelf kleven (bijvoorbeeld Gazofix of Elastomull). Deze bandage kleeft dus niet op de huid maar op z'n eigen materiaal. Belangrijk bij het aanleggen van een bandage over een tape is dat de gehele tape hierbij bedekt wordt. Hierdoor verkrijgt men een optimale fixatie van de tape.

6.5 De tape- en bandagetechnieken
Hierna worden een aantal tapes en bandages voor gewrichten en spieren besproken. Per gewricht en spier of spiergroep zal het benodigde materiaal en de techniek uiteengezet worden. De volgende gewrichten en spiergroepen zullen besproken worden:
• de enkel;
• de knie;
• de vingers;
• de pols;
• de duim;
• de elleboog;
• de m. hamstrings/m. quadriceps;
• de m. triceps surae.

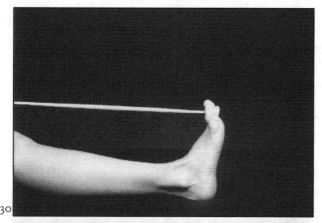

30

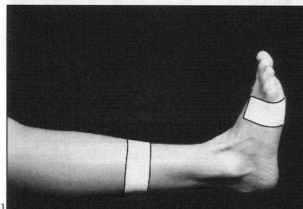

31

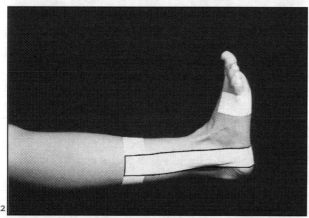

32

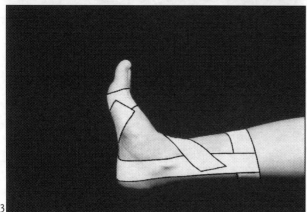

33

6.5.1 De enkel

Er worden bij het enkelgewricht drie soorten tapetechnieken besproken, te weten:
• de anti-inversietape en -bandage;
• de anti-eversietape en -bandage;
• de enkele of dubbele heellock.

Het enkelgewricht moet bij alle drie de tapebandages in een hoek van 90 graden gehouden worden. Dit kan op een aantal manieren.
- Ten eerste kan de sporter de enkel actief in 90 graden houden. Dit kan echter vermoeiend zijn.
- Ten tweede kan de sporter een zwachtel om de voorvoet heen slaan en d.m.v. de hand(en) in deze positie gehouden worden.
- Ten derde kan men de zwachtel vastknopen om een plastic buisje van een Elastoplast rol. Vervolgens kan men dit buisje achter de tenen haken en kan men de voet met de hand(en) in 90 graden houden (foto 30).

De anti-inversietape en -bandage

Deze tape wordt aangelegd om de inversiebeweging van de enkel/voet te beperken. Een inversietrauma, ook wel laterale enkeldistorsie genoemd, komt vaak voor. Je ziet een inversietrauma vaak optreden bij sporten waarbij men het lichaamsgewicht moet opvangen met de benen (bijvoorbeeld volleybal of basketbal). Ook komt deze blessure vaak voor bij hardlopers, zeker als ze op een onregelmatige ondergrond (bijvoorbeeld op bosgrond) lopen.

Benodigd materiaal
- een rol tape;
- eventueel een scheermesje;
- een rol klevende elastische bandage zoals Elasto- of Tensoplast;
- een schaar;
- eventueel polstermateriaal.

Techniek
- De enkel wordt in 90 graden gehouden op één van de manieren die hiervoor beschreven is.
- Na de verzorging van de huid (bijvoorbeeld scheren) gaat men over tot het aanleggen van twee niet-circulaire ankers op het onderbeen en de zool van de voorvoet (foto 31).
- Vervolgens wordt er een werkstrip over beide malleoli van mediaal naar lateraal aangelegd, die lateraal iets aangetrokken wordt (foto 32). De voet mag hierbij niet te ver in eversie getrokken worden, omdat hierdoor de

148

normale functie van de enkel belemmerd wordt.
- De volgende werkstrip verloopt van het anker van de voorvoet (vanaf caput metatarsale I) via de laterale voetrand naar de mediale zijde van de stijgbeugel (foto 33).
- Deze werkstrip wordt nogmaals herhaald alleen nu iets meer naar dorsaal aangelegd zodat hij de onderliggende werkstrip gedeeltelijk overlapt (foto 34).
- De laatste werkstrip bestaat uit nog een stijgbeugel die op exact dezelfde wijze wordt aangelegd, echter nu iets meer naar dorsaal (foto 35).
Deze twee stijgbeugels worden met een fixatiestrip op het onderliggende anker vastgezet.
- Beoordeel vervolgens of de inversie daadwerkelijk wordt beperkt door middel van functietests. Daarna laat men de sporter een aantal veldtests doen om te beoordelen of het functioneel gebruik van de enkel mogelijk is.
- De tapeconstructie wordt afgerond met het aanleggen van een klevende, elastische bandage.

Bandagetechniek na anti-inversietape
- De techniek van deze bandage is exact dezelfde techniek als bij het aanleggen van een drukverband bij een inversietrauma. Natuurlijk is hierbij niet zoveel kracht nodig als bij een drukverband.
- Bedek met de bandage de gehele tape.
- Zet de bandage op het onderbeen vast met twee stukjes tape.
Pas als na het aanleggen van de tape en bandage de functie- en veldtests goed verlopen, mag de sporter gaan sporten. Hierbij is belangrijk dat het doel wat je met de tape voor ogen had ook gerealiseerd is.

De anti-eversietape en -bandage
Een eversietrauma komt veel minder voor dan een inversietrauma. Dit heeft onder andere te maken met het feit dat de inversiebeweging veel groter is dan de eversiebeweging, en dus de kans op lateraal bandletsel ook groter is.

Benodigd materiaal
- een rol tape;
- een rol elastische klevende bandage (Elasto- of Tensoplast);
- eventueel een scheermesje en polstermateriaal;
- een schaar.

Techniek
- De techniek van deze tape is exact dezelfde techniek

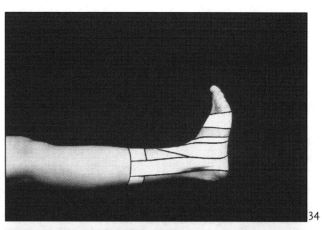

34

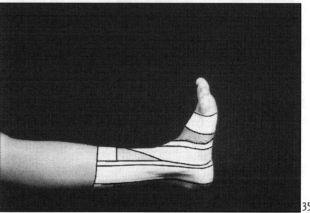

35

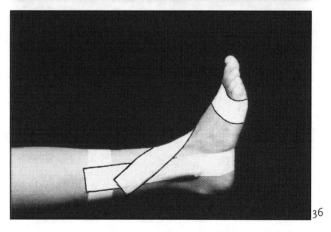

36

als die gebruikt wordt bij de anti-inversietape, echter nu gespiegeld.
- De enkel/voet staat in dezelfde uitgangshouding als bij de techniek van de anti-inversietape.
- Men begint met het aanleggen van dezelfde ankers.
- Vervolgens wordt nu de eerste stijgbeugel van lateraal naar mediaal aangelegd en mediaal iets aangetrokken.
- De volgende werkstrip begint onder op het voetanker aan de laterale zijde (ter hoogte van het caput metatarsale V). Deze strip wordt via de mediale voetrand vastgezet op de laterale zijde van de stijgbeugel (foto 36).

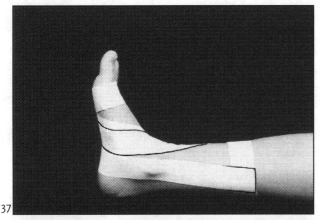

37

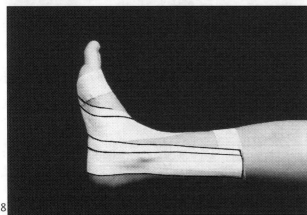

38

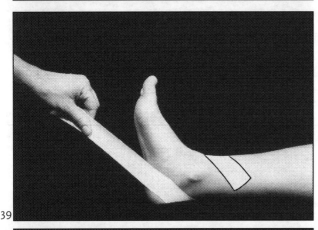

39

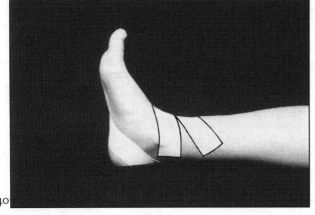

40

- Deze werkstrip wordt nogmaals herhaald alleen nu iets meer naar dorsaal aangelegd (foto 37).
- De laatste werkstrip bestaat weer uit een stijgbeugel die op dezelfde wijze wordt aangelegd als de eerste stijgbeugel, echter nu iets meer dorsaal (foto 38).

De werkstrips kunnen met de fixatiestrips op beide ankers worden vastgezet. Men kan vervolgens al functietests uitvoeren om te kijken of de tape goed is aangelegd. Ook hier is het gebruikelijk om over de tape ter fixatie een elastische, klevende bandage aan te leggen. De techniek van een anti-eversiebandage is exact dezelfde techniek als bij het aanleggen van een drukverband bij een eversietrauma. De techniek gaat als volgt:

- de druk waarmee de anti-eversiebandage wordt aangelegd is natuurlijk veel minder dan bij een drukverband bij een eversietrauma;
- de tape moet door de bandage volledig worden bedekt;
- met twee stukjes tape wordt de bandage gefixeerd op het onderbeen.

Pas als na het aanleggen van de tape en bandage de functie- en veldtests goed verlopen, mag de sporter gaan sporten. Hierbij is belangrijk dat het doel wat je met tape voor ogen had ook gerealiseerd is.

De enkele of dubbele heellock
Je kunt na het aanleggen van een anti-inversietape, voordat je hier een bandage over aanlegt, een enkele inversiebeperkende heellock aanleggen. Je ondersteunt of beperkt met een heellock de beweeglijkheid van de hiel (calcaneus). In dit geval is dit de varusbeweging.

Benodigd materiaal
Een rol tape.

Techniek enkele heellock
- De enkel/voet staat in 90 graden.
- Je begint de tape een paar cm boven de mediale malleolus en gaat dan voorlangs richting de achterzijde over de calcaneus heen (foto 39).
- Vervolgens ga je via de onderzijde van de hiel en de laterale voetrand richting de mediale malleolus waar je de tape eindigt (foto 40).

Eenzelfde heellocktechniek bestaat ook om de eversie te beperken. De tape bestaat uit het spiegelbeeld van de anti-inversieheellock, echter nu wordt de tape een paar cm boven de laterale malleolus begonnen.
Je kunt als algehele ondersteuning van de hiel ook een dubbele heellock aanleggen. Je combineert in dit geval beide heellocks tot één geheel.

Techniek dubbele heellock
- Na het aanleggen van een anti-inversie heellock gaat men meteen door met het tapen van een anti-eversie-heellock. Hierbij wordt de tape niet onderbroken, je gaat dus in één keer door (foto 41).
- Vergeet ook hierbij de functie- en veldtests niet.

6.5.2 De knie
Bij het kniegewricht worden hier twee belangrijke tapes en bandages besproken te weten:
• de anti-hyperextensietape en -bandage;
• de tape en bandage ter ondersteuning van de collaterale ligamenten.

De anti-hyperextensietape en -bandage
Een hyperextensietrauma van de knie komt voor bij sporten waarbij men het lichaamsgewicht met de benen moet opvangen. De knie kan hierbij geforceerd in extensie komen, zoals bij het opvangen van het lichaam na een sprong in de lucht. Om na een dergelijk trauma een recidief te voorkomen of om de stabiliteit van de knie te vergroten, kunnen wij een anti-hyperextensietape aanleggen.

Benodigd materiaal
- polstermateriaal;
- een rol sporttape (breed);
- een rol klevende elastische bandage;
- eventueel een scheermesje;
- een schaar.

Techniek
- De knie moet, na de huidverzorging, in staande houding worden ingetaped. De knie moet hierbij in lichte flexiestand gehouden worden. Dit kan worden gerealiseerd door onder de hiel een klosje of een rolletje tape te plaatsen (foto 42).
- Allereerst plakt men een polstering van vilt of schuimrubber in de knieholte om deze te beschermen tegen de tape.
- Daarna worden twee niet-circulaire horizontale ankers geplaatst op zowel het onder- als het bovenbeen (foto 43).
- De eerste werkstrip verloopt van de laterale zijde van het onderste anker naar mediaal schuin omhoog om via de knieholte te eindigen op de mediale zijde van het bovenste anker (foto 44).
- De tweede werkstrip is het spiegelbeeld van de eerste werkstrip. Nu begint men dus aan de mediale zijde van het onderste anker. Vervolgens gaat men schuin omhoog naar lateraal, om via de knieholte te eindigen

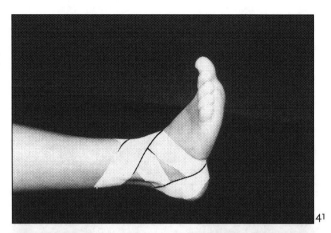
41

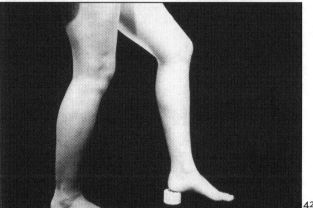
42

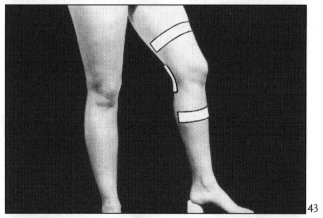
43

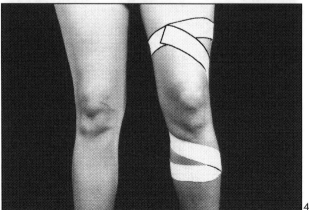
44

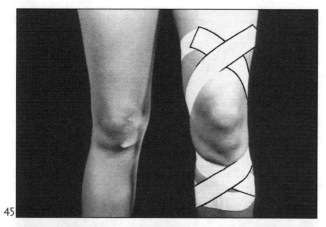

45

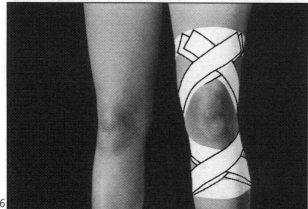

46

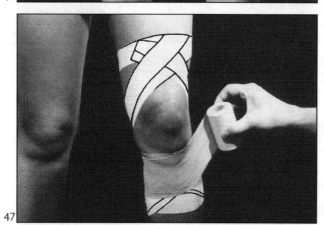

47

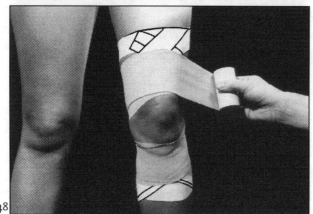

48

op de laterale zijde van het bovenste anker (foto 45).
- Beide werkstrips worden nogmaals herhaald, echter nu iets meer naar proximaal waarbij ze de onderliggende werkstrips voor de helft overlappen (foto 46).
- De werkstrips worden met fixatiestrips op de onderliggende ankers vastgezet.
- Belangrijk bij deze tape is dat de patella vrij gehouden wordt. De tape kan met fixatiestroken worden vastgezet, maar gebruikelijk is om de tape met een klevende elastische bandage geheel te bedekken en te fixeren.

Het aanleggen van deze bandage gaat als volgt
- Met een klevende, elastische bandage wordt allereerst een circulaire toer op het onderbeen net onder de patella aangelegd (foto 47).
- Vervolgens wordt de bandage via de knieholte circulair om het bovenbeen, net boven de patella aangelegd (foto 48).
- Daarna gaat men weer via de knieholte naar het onderbeen. Daar wordt de gehele tape met een circulaire toer bedekt door meer naar distaal te bandageren. Deze toer overlapt de onderliggende toer hierbij gedeeltelijk.
- Als laatste gaat men weer via de knieholte naar het bovenbeen, om met een circulaire toer de tape te bedekken (foto 49).
- De bandage wordt met twee stukjes tape op het bovenbeen vastgezet.
- Pas als na het aanleggen van de tape en bandage de functie- en veldtests goed verlopen, mag de sporter gaan sporten.
- Hierbij is het belangrijk dat het doel wat je met de tape voor ogen had ook gerealiseerd is.

De tape en bandage ter ondersteuning van de collaterale ligamenten
De tape ter ondersteuning van de collaterale banden van de knie wordt aangelegd om de zijwaartse stabiliteit van de knie te vergroten. Op deze manier kan zowel

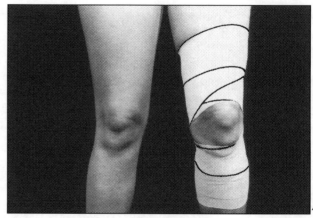

49

de varus- als valgusbeweging of beiden ondersteund
worden. Over het algemeen geeft men een tape en bandage ter ondersteuning van beide collateraalbanden.
Men kan echter ook kiezen voor een specifieke ondersteuning van de mediale of laterale collateraalband.
We beginnen met de beschrijving van de tape en bandage van het ligamentum collaterale mediale, gevolgd
door de beschrijving van de laterale band. We eindigen
vervolgens met de beschrijving van de tape en bandage
ter ondersteuning van beide collateraalbanden.

Benodigd materiaal
- een rol sporttape;
- polstermateriaal;
- een rol klevende, elastische bandage;
- eventueel een scheermesje;
- een schaar.

**De tapetechniek ter ondersteuning van het ligamentum
collaterale mediale**
- Na de huidverzorging wordt de hiel op een klosje of
rolletje tape neergezet, zodat de knie in lichte flexiestand staat.
- Vervolgens worden er twee niet-circulaire ankers op de
mediale zijde van het boven- en onderbeen geplaatst
(foto 50).
- De eerste werkstrip verloopt vanaf het midden van het
bovenste anker over het ligamentum collaterale mediale naar het onderste anker (foto 51).
- De tweede werkstrip loopt vanaf het midden van het
onderste anker over het ligamentum collaterale mediale naar het bovenste anker (foto 52).
- De volgende twee strips worden op dezelfde wijze
aangelegd als de voorafgaande strips alleen nu over-
lappend naar dorsaal (foto 53).
- De laatste werkstrip verloopt recht over het ligamentum
collaterale mediale heen van anker naar anker (foto 54).

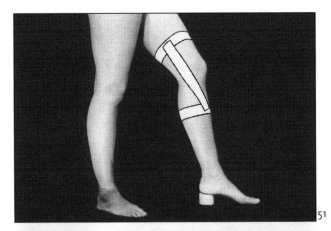

51

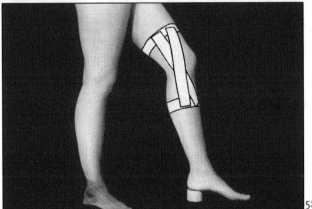

52

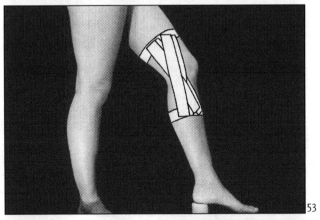

53

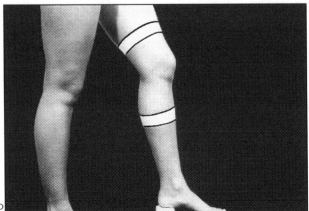

50

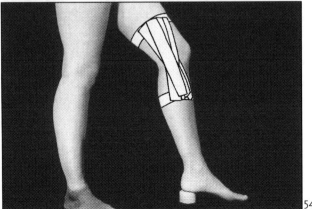

54

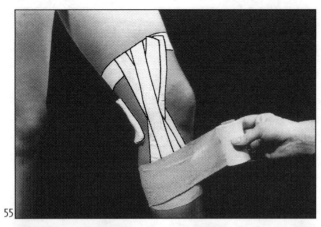

55

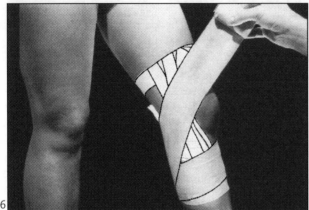

56

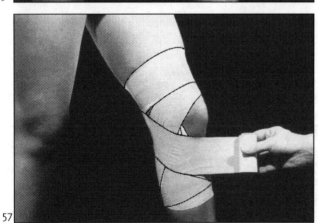

57

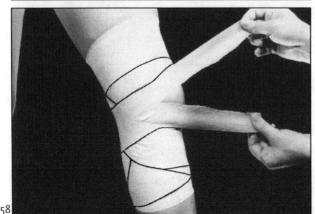

58

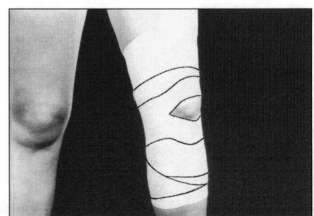

59

- De werkstrips worden met fixatiestrips op de onderliggende ankers vastgezet.

Na het aanleggen van deze tape, kun je als functietest de valgustest doen om te kijken of de tape goed zit. Het is gebruikelijk om bij sporten ter fixatie van de tape hier overheen een klevende, elastische bandage aan te leggen.

Bandage ter fixatie van de tape van het ligamentum collaterale mediale

- Allereerst wordt er een polstering in de knieholte aangebracht.
- Dan begint men met het aanleggen van de bandage aan de mediale zijde van het onderbeen waarbij de tape bedekt wordt. Er wordt een circulaire toer aangelegd (foto 55).
- Vervolgens gaat men naar lateraal schuin omhoog om via de knieholte aan de mediale zijde van het bovenbeen uit te komen (foto 56).
- Op het bovenbeen wordt tevens een circulaire toer aangelegd, waarna we door de knieholte via de mediale zijde van de knie weer naar het onderbeen gaan (foto 57). Op deze manier ontstaat er een kruis ter hoogte van de mediale collaterale band. Deze techniek kan in z'n geheel nogmaals herhaald worden indien de tape nog niet volledig bedekt is. Belangrijk hierbij is dat de patella wel vrij blijft. We eindigen met een slag in de knieholte waarbij we recht uitkomen op de mediale zijde van de knie.
- Om de patella vrij te houden wordt de bandage in de lengte ingeknipt zodat er twee slips ontstaan (foto 58).
- De twee slips verlopen respectievelijk proximaal en distaal van de patella waarna zij elkaar aan de laterale zijde kruisen en met een tapestrookje worden vastgezet (foto 59).

De tape- en bandagetechniek ter ondersteuning van het ligamentum collaterale laterale

Zowel de tapetechniek als de bandage worden op exact dezelfde wijze aangelegd als de techniek van het ligamentum collaterale mediale, echter nu gespiegeld naar de laterale zijde.

De tape- en bandagetechniek ter ondersteuning van beide collateraalbanden

Bij deze tapetechniek bevindt de opening van de ankers op het boven- en onderbeen zich aan de dorsale zijde. De rest van deze tapetechniek is identiek aan de technieken voor de mediale en laterale collateraalbanden die hiervoor beschreven zijn. Ook bij deze tapetechniek hebben de fixatiestroken aan het eind hun opening aan de dorsale zijde.

De bandage die over deze tape wordt aangelegd, is dezelfde als bij de bandagetechniek die beschreven is bij de anti-hyperextensiebandage (blz. 151).

6.5.3 De vingers

Er worden bij de vingergewrichten drie tapes besproken. De vingergewrichten zijn kwetsbare gewrichten bij sporten als volleybal en basketbal. Een distorsie van deze gewrichten komt regelmatig voor. De drie tapes zijn:
- de anti-extensietape;
- tape voor de remming van de spreiding;
- tape voor de zijwaartse steun.

Voor de tapetechnieken van de vingers kun je de brede sporttape gebruiken. Deze moet je dan echter wel in de lengte doorscheuren, want anders is hij voor de vingergewrichten te breed. Makkelijker is het om smalle sporttape te gebruiken, die voor wat betreft de breedte meer is afgestemd op de vingergewrichten.

De anti-extensietape

Deze tapetechniek wordt meestal gebruikt om het achterover klappen van een vinger in het metacarpofalangeale gewricht te voorkomen of te ondersteunen. Dit achterover klappen of hyper-extensietrauma komt nogal eens voor bij het blokkeren van een bal bij volleybal.

Benodigd materiaal
- een smalle rol tape;
- eventueel plakspray.

Techniek
- Allereerst worden op de volaire zijde van alle falangen van de desbetreffende vinger niet-circulaire ankertjes

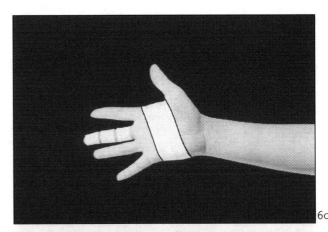

60

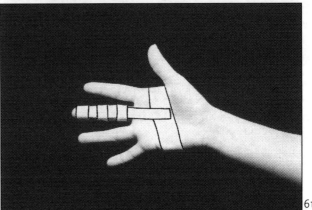

61

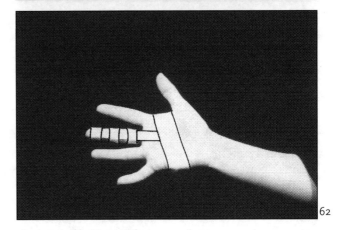

62

aangebracht. Deze smalle ankertjes verkrijgt men door smalle sporttape in de lengte door te scheuren. Tevens legt men een anker aan in de handpalm (foto 60).
- Vervolgens wordt er een smalle strook tape bevestigd aan alle drie de vingerankers.
- Deze strook wordt met drie niet-circulaire fixatiestrips op de ankers vastgezet (foto 61).
- Door nu meer of minder aan deze strook te trekken, kan men de mate van vingerextensiebeperking bepalen. Indien de juiste stand van de vinger is bepaald, wordt de strook op het anker van de handpalm met

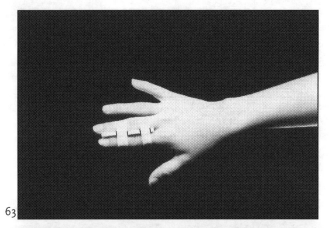

63

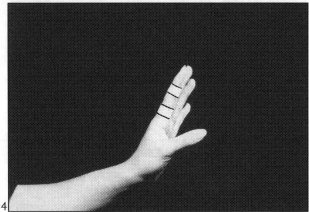

64

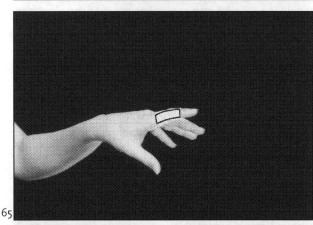

65

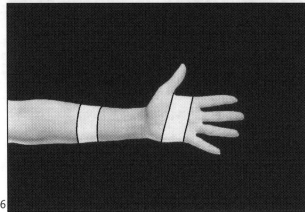

66

een niet-circulaire fixatiestrook vastgezet (foto 62).
- Na het aanleggen van deze tape zijn natuurlijk de functie- en veldtests noodzakelijk. Als deze tests goed verlopen, mag de sporter gaan sporten.

Tape voor de remming van de spreiding
De tape wordt aangelegd indien men de spreiding van de vinger in het metacarpofalangeale gewricht wil beperken. De desbetreffende vinger wordt hierbij gespalkt met de aangrenzende vinger.

Benodigd materiaal
- smalle sporttape;
- dun stukje vilt of een gaasje.

Techniek
- Eerst wordt er tussen de desbetreffende vinger en de aangrenzende vinger een stukje dun vilt of een dubbelgevouwen gaasje geplaatst. Dit om drukpunten te voorkomen.
- Daarna worden er twee circulaire tapestrookjes om beide middelste en proximale falangen aangelegd (foto 63). Ook nu worden er weer functie- en veldtests uitgevoerd om te zien of de tape goed zit. Als deze tests goed verlopen, mag de sporter gaan sporten.

Tape voor de zijwaartse steun
Deze tape wordt aangelegd om de collaterale bandjes van de PIP- en DIP-gewrichten van de vinger te ondersteunen. Deze bandjes zorgen namelijk voor de zijwaartse steun van deze gewrichten.

Benodigd materiaal
Smalle sporttape.

Techniek
Deze techniek is voor ondersteuning van het PIP-gewricht.
- Allereerst worden er twee niet-circulaire ankertjes aangelegd op zowel de proximale als middelste falang (foto 64).
- Daarna worden aan beide zijkanten tussen beide ankertjes smalle tapestrookjes aangelegd (foto 65). Op deze manier wordt het PIP-gewricht zijwaarts ondersteund.
- De tapestrookjes worden als laatste vastgezet met twee niet-circulaire fixatiestrips op beide ankers.

6.5.4 De pols
Bij het polsgewricht worden twee tapes en bandages besproken. Deze bandages en tapes worden aangelegd om de dorsaal- of palmairflexie te beperken.
Polsblessures komen nogal eens voor bij sporten als

turnen en vechtsporten als judo. Hierbij moet men na een val het lichaam met de armen en handen opvangen. Het komt dan ook wel eens voor dat er een hyperdorsaalflexie- of hyperpalmairflexietrauma optreedt. De verstuiking van de pols in dorsaalflexierichting komt echter vaker voor dan in palmairflexierichting.

De anti-dorsaalflexietape en -bandage

Benodigd materiaal
- brede en smalle sporttape;
- klevende, elastische bandage (Elasto- of Tensoplast);
- schaar;
- scheermesje en eventueel plakspray.

Techniek
- Afhankelijk van de breedte van de pols of hand gebruikt men brede of smalle sporttape.
- Allereerst zorgt men voor de huid (in verband met beharing).
- Daarna kan men eventueel plakspray gebruiken in met name de handpalm in verband met het transpireren.
- Er worden eerst twee niet-circulaire ankers geplaatst in de handpalm en de onderarm (foto 66). De opening is hierbij naar dorsaal gericht.
- Vervolgens worden er op het anker van de handpalm twee tot drie smalle tapestroken geplakt (afhankelijk van de breedte van de pols). Deze strips worden met een fixatiestrip op het anker vastgezet (foto 67). Ook deze fixatiestrip is, net als het anker, niet-circulair.
- Door nu aan de twee tot drie werkstrips in meer of mindere mate te trekken, kan men de mate van dorsaalflexiebeperking bepalen.
- Indien men de juiste stand heeft bepaald, kan men de twee tot drie werkstrips met een niet-circulaire fixatiestrip op het anker van de onderarm vastzetten (foto 68).
- Daarna worden er van distaal naar proximaal afsluitende strips aangelegd die elkaar overlappen. Ook deze afsluitstrips zijn niet-circulair (foto 69).
- Op de dorsale zijde worden alle uiteinden van de afsluitende strips met twee lange stroken afgedekt (foto 70).
- Hierbij mogen de twee stroken niet verder dan de pols lopen omdat men anders zo ook de palmairflexie beperkt.

Over deze tape wordt dan als laatste een klevende, elastische bandage aangelegd. De techniek van deze bandage is exact dezelfde techniek als die gebruikt wordt bij een drukverband van de pols. Natuurlijk wordt hierbij de gehele tape bedekt en niet zoveel druk gebruikt als bij het drukverband van de pols. Belangrijk na het aanleggen van deze

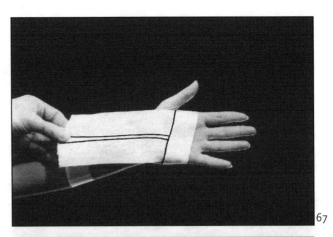

67

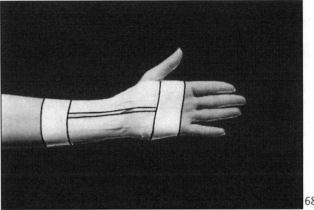

68

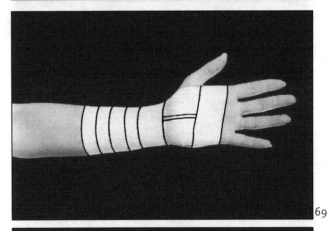

69

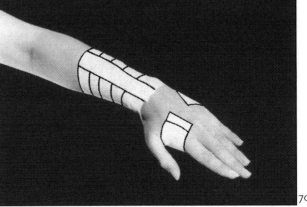

70

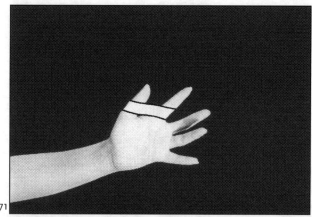

71

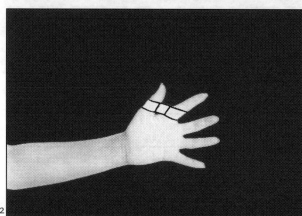

72

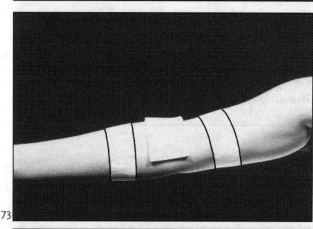

73

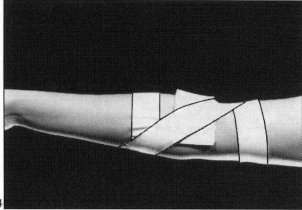

74

tape en bandage zijn de functie- en veldtests. Pas als deze tests goed verlopen, mag de sporter gaan sporten.

De anti-palmairflexietape en -bandage

Benodigd materiaal
- brede en smalle sporttape;
- klevende, elastische bandage;
- scheermesje en eventueel plakspray;
- schaar.

Techniek
- De tapetechniek van de beperking van de palmairflexie is exact het spiegelbeeld van de anti-dorsaalflexietape. De tape wordt dus op exact dezelfde wijze aangelegd, echter nu op de dorsale zijde van de onderarm/pols.
- De bandagetechniek om deze tape geheel te bedekken en te fixeren, wordt op precies dezelfde manier aangelegd als de bandagetechniek bij een anti-dorsaalflexiebandage.

6.5.5 De duim
Bij het duimgewricht komt nogal eens een hyperextensietrauma voor. Hierbij klapt de duim te ver naar achteren waardoor er een kneuzing ontstaat in met name het carpometacarpale gewricht. Een dergelijk trauma kan onder andere voorkomen bij het volleybal waarbij een bal geblokkeerd moet worden of bij skiën door de ski-stok.

Benodigd materiaal
Een rol smalle tape.

Techniek
- Ook bij deze techniek maakt men gebruik van het spalken aan de aangrenzende vinger. In dit geval is dit de wijsvinger.
- Men pakt een lange, smalle tapestrook en brengt deze circulair aan om de proximale falangen van zowel de duim als de wijsvinger. Tussen duim en wijsvinger blijft ongeveer 2 tot 3 cm ruimte (foto 71).
- Vervolgens drukt men de twee klevende zijden van de tape tussen duim en wijsvinger tegen elkaar. Om te voorkomen dat dit bij bewegingen weer loslaat, plakt men om dit dunste gedeelte een kleine circulaire tape (foto 72).

6.5.6 De elleboog
Bij het elleboogewricht worden twee tapetechnieken beschreven, te weten:
• de anti-hyperextensietape en -bandage;
• tenniselleboogtape.

158

De anti-hyperextensietape en -bandage

Bij sporten zoals turnen komt een hyperextensietrauma van de elleboog nog wel eens voor. Dit geldt voor de meeste sporten waarbij men het lichaamsgewicht met de armen moet opvangen. Ook kan een dergelijk trauma optreden bij het speerwerpen.

Benodigd materiaal
- een rol sporttape (breed);
- polstermateriaal;
- klevende, elastische bandage;
- een schaar;
- eventueel een scheermesje.

Techniek
- Allereerst wordt er een polstering in de elleboogplooi aangebracht.
- Vervolgens worden er twee niet-circulaire ankers aangelegd op respectievelijk de boven- en onderarm (foto 73).
- De eerste werkstrip verloopt van de laterale zijde van het bovenste anker schuin naar distaal naar de mediale zijde van het onderste anker. De tapestrook loopt hierbij over de polstering heen (foto 74).
- De tweede werkstrip verloopt van de mediale zijde van het bovenste anker, schuin over de polstering naar de laterale zijde van het onderste anker (foto 75).
- De laatste werkstrip verloopt recht over de elleboog van het bovenste naar het onderste anker (foto 76).
- De werkstrips worden eerst op het bovenste anker met een niet-circulaire fixatiestrip vastgezet.
- Door nu in meer of mindere mate aan deze werkstrips te trekken, kan de mate van extensiebeperking bepaald worden.
- Als de juiste beperking is vastgesteld, fixeert men de werkstrips met een niet-circulaire fixatiestrook op het onderste anker (foto 77).

Men moet hierna een functietest doen om te kijken of de tape goed is aangelegd. De tape moet niet aangelegd worden met de elleboog in te veel extensie, maar in lichte flexie. De mate van extensie (of lichte flexie) waarin de elleboog wordt ingetapet, bepaalt of deze tape de extensie of de hyperextensie van de elleboog beperkt. Over de tape wordt, ter fixatie, een klevende, elastische bandage aangelegd. Deze bandagetechniek die over de tape wordt aangelegd, bestaat uit dezelfde techniek als die gebruikt wordt bij een drukverband van de elleboog. Hierbij wordt de gehele tape bedekt en wordt de bandage natuurlijk veel losser om de elleboog aangebracht dan bij een drukverband.

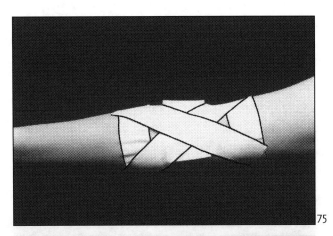
75

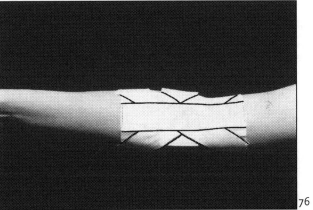
76

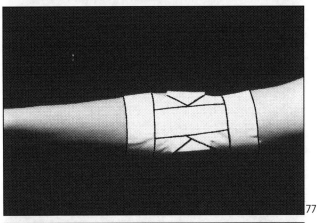
77

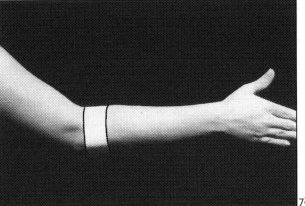
78

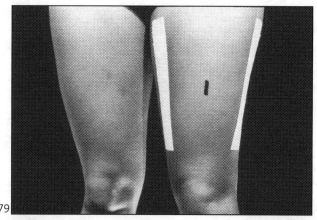
79

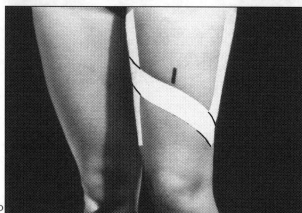
80

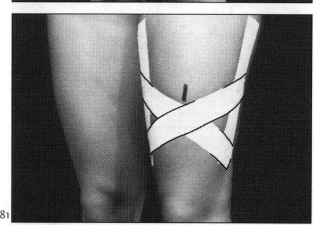
81

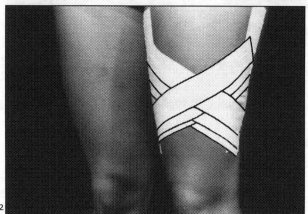
82

Na het geheel worden nogmaals de functie- en veld-tests uitgevoerd. Indien de tape en de bandage goed zitten, mag de sporter gaan sporten.

De tenniselleboogtape
Deze tape wordt aangelegd bij een tenniselleboog om de spier(en) die bij deze aandoening een rol spelen te ontlasten. Hierdoor zal de laterale epicondyl minder belast worden en de pijn verminderen.

Benodigd materiaal
- een rol brede sporttape;
- eventueel een scheermesje.

Techniek
- Na de huidverzorging wordt de sporter verzocht een vuist te maken.
- Vervolgens wordt er een circulaire tape aangebracht om het dikste gedeelte van de onderarm, net onder de laterale epicondyl (foto 78).
- Zorg ervoor dat bij het buigen van de elleboog de elle-boogplooi niet door de tape geïrriteerd wordt.

Over deze tape is geen bandage nodig ter fixatie.

6.5.7 De m. hamstrings en m. quadriceps
De tape en bandage voor deze spiergroepen worden vaak als ondersteuning aangelegd na herstel van een spierblessure zoals een zweepslag. Voor zowel de m. hamstrings als de m. quadriceps is de tape- en bandagetechniek hetzelfde. Om deze reden wordt hier alleen de techniek voor de m. quadriceps besproken.

Tape- en bandagetechniek ter ondersteuning van de m. quadriceps

Benodigd materiaal
- een rol brede sporttape;
- eventueel een scheermesje;
- een stukje schuimrubber;
- een rol klevende, elastische bandage;
- een schaar.

Techniek
- Allereerst wordt de plek van de spierblessure bepaald en vervolgens worden er twee verticale ankers aan de mediale en laterale zijde van het bovenbeen geplaatst (foto 79).
- Daarna worden er kruislings overlappende tapestroken aangelegd. De eerste strook loopt van het laterale anker,

schuin omhoog naar het mediale anker (foto 80).
- De tweede strook loopt van het mediale anker, schuin omhoog naar het laterale anker (foto 81).
- Belangrijk is dat de plaats waar deze twee stroken elkaar kruisen ongeveer 2 cm onder de laesie zit.
- De twee voorgaande stroken worden om en om nog tweemaal herhaald zodat de blessureplaats volledig bedekt wordt door de kruisende tapedelen (foto 82).
- Om op de blessureplaats wat extra druk uit te oefenen, kan men ervoor kiezen om op de laesie een stukje schuimrubber neer te leggen. Daarna kan dan met behulp van de tapestroken op het stukje schuimrubber stevige druk worden uitgeoefend.
- De tapestroken kunnen met afsluitende strips van distaal naar proximaal dakpansgewijs afgedekt worden (foto 83).

Het is echter gebruikelijk om na het aanleggen van de werkstrips op de ankers twee verticale fixatiestrips aan te leggen. Dit wordt dan vaak gevolgd door het aanleggen van een klevende, elastische bandage.

Deze bandage wordt circulair van distaal naar proximaal aangelegd (foto 84). Hierbij moet de tape geheel bedekt worden. De bandage wordt met twee stukjes tape op het bovenbeen vastgezet.

Indien er bijvoorbeeld geen klevende, elastische bandage voorhanden is, kan men de tape ook met een ideaalwindsel bedekken. Om ervoor te zorgen dat tijdens het sporten deze zwachtel of windsel niet afzakt, kan men het volgende doen.
- Je pakt twee lange tapestroken en vouwt ze in de lengterichting om zodat er een lange koker ontstaat met de klevende zijde naar buiten gericht.
- Deze twee kokers worden vervolgens aan de mediale en laterale zijde van het bovenbeen geplakt (foto 85).
- Daarna gaat men met het ideaalwindsel circulair van distaal naar proximaal over de tape en beide kokers heen. Op deze manier zal het windsel niet afzakken tijdens het sporten.
- Als laatste plakt men nog een lange tapestrook aan zowel de mediale als laterale zijde van het bovenbeen over het windsel heen. Hiermee voorkom je het oprollen van de zwachtel of het windsel tijdens het aan- en uittrekken van bijvoorbeeld een trainingsbroek.

Ook kan een klevende, elastische bandage zonder onderliggende tape aangelegd worden. Deze bandage is puur ter ondersteuning van of ter herinnering aan een spierblessure.

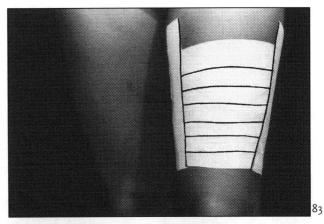

83

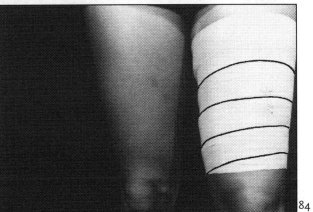

84

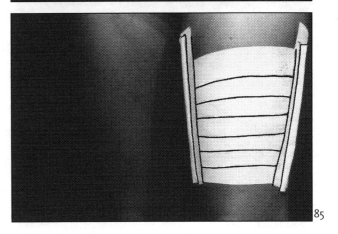

85

6.5.8 De m. triceps surae

Een vaak voorkomende blessure bij de kuitspier is de *coup de fouet* (zweepslag). Deze blessure ontstaat vaak na het omhoog springen of het plotseling gaan sprinten. (Er is sprake van een scheuring van spiervezels.) Sporters geven vaak aan dat ze het gevoel hebben dat ze van achteren door iemand tegen hun kuit getrapt worden. De tape en bandage die hier nu besproken worden, zijn ter ondersteuning na een spierblessure van de kuitspier zoals een zweepslag.

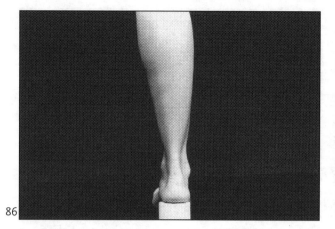

86

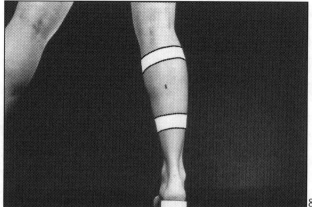

87

Tape en bandage ter ondersteuning van de m. triceps surae

Benodigd materiaal
- een rol brede sporttape;
- een rol klevende, elastische bandage;
- een schaar;
- eventueel een scheermesje;
- een klosje of rolletje tape.

Techniek
- Allereerst wordt de plaats van de laesie bepaald. Bij een zweepslag is dit vaak de spierbuik of spier-pees-overgang van de mediale kop van de m. gastrocnemius.
- Daarna wordt er een klosje of rolletje tape onder de hiel geplaatst (foto 86). Op deze manier is de knie iets gebogen en staat de enkel iets in plantairflexie. De kans op stuwing na het aanleggen van de tape wordt hierdoor kleiner.
- Vervolgens worden er twee niet-circulaire ankers aangelegd. Het proximale anker bevindt zich net onder de knieholte. Het distale anker zit ongeveer 10 cm boven de malleoli, afhankelijk van waar de laesie zich bevindt (foto 87).
- De eerste werkstrip verloopt van de mediale zijde van het onderbeen op het onderste anker, schuin omhoog naar de laterale zijde van het bovenste anker.
- De tweede strip loopt van de laterale zijde van het onderbeen op het onderste anker schuin omhoog naar de mediale zijde op het bovenste anker (foto 88). De kruising van deze twee stroken bevindt zich enkele centimeters exact onder de laesie.
- Deze twee werkstrips worden om en om nog twee-maal herhaald, waarbij ze elkaar overlappen.

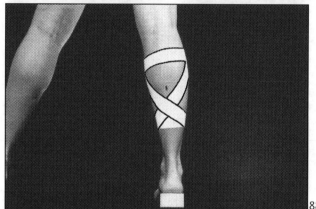

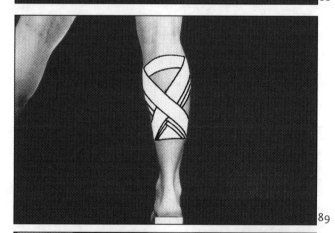

88

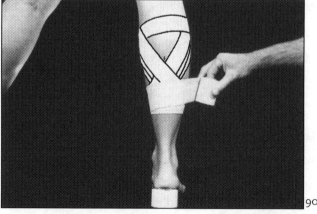

89

90

162

- Belangrijk hierbij is dat de laesie net boven alle werkstrips blijft liggen (foto 89). Op deze manier wordt
de kuitspier door de tape van onderen als het ware
'opgehangen' en ondersteund.
- Men kan alle werkstrips met twee niet-circulaire fixatiestrips vastzetten op de beide ankers.
- Over de tape legt men, ter bedekking en fixatie hiervan, een klevende, elastische bandage. Op deze
manier blijft de tape goed op zijn plaats tijdens het
sporten.

De bandagetechniek van de m. triceps surae
- Over het onderste anker wordt van mediaal naar lateraal een circulaire toer aangelegd waarbij men eindigt
bij de mediale zijde (foto 90).
- Vervolgens gaat men schuin omhoog naar lateraal
en maakt men een circulaire toer om het onderbeen
waarbij het bovenste anker wordt bedekt. Men eindigt hierbij aan de mediale zijde. Zorg bij het schuin
omhoog gaan dat de laterale kop van de m. gastrocnemius als het ware iets opgetild wordt. De bandage
wordt hierbij dus net onder de spierbuik aangelegd.
- Daarna gaat men schuin naar beneden naar lateraal
waarbij de mediale kop van de m. gastrocnemius
ondersteund wordt (foto 91).
- Als laatste wordt de bandage circulair van distaal naar
proximaal aangelegd, waarbij de rest van de tape geheel
bedekt wordt (foto 92).

Met twee stukjes tape wordt de bandage vastgezet.
Na het aanleggen van zowel de tape als de bandage is
het belangrijk dat er functie- en veldtests uitgevoerd
worden. Pas als deze tests goed verlopen, mag de sporter gaan sporten.

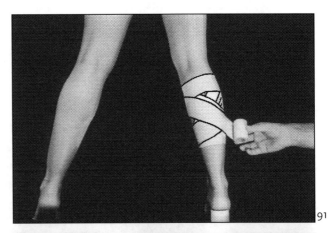

91

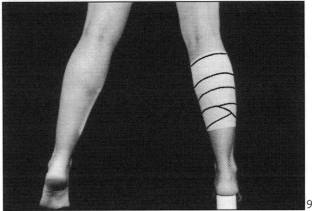

92

7 Eerste hulp bij (sport)ongevallen, EHB(S)O

7.1 Stoornissen algehele toestand (algemeen)

Met stoornissen van de algehele toestand worden stoornissen van het lichaam bedoeld, die in de meeste gevallen levensbedreigend kunnen zijn. Alvorens er overgegaan wordt tot de beschrijving van de verschillende vormen van stoornissen, wordt eerst de BAC-regel besproken. Alvorens er overgegaan wordt tot de beschrijving van de BAC-regel is het volgende zeer belangrijk.
- Let altijd op gevaar voor jezelf, het slachtoffer of eventuele omstanders. Bij gevaar zoals het verkeer dient men, indien mogelijk, het slachtoffer te verplaatsen. Wees echter erg terughoudend met het vervoer van slachtoffers met nek- en/of rugletsels.
- Laat een van de omstanders, indien nodig, zo snel mogelijk het alarmnummer bellen. Dit is 1-1-2 'daar red je levens mee'.

7.1.1 De BAC-regel

Bij een stoornis van de algehele toestand worden de volgende lichaamsfuncties in de hier aangegeven volgorde gecontroleerd:
- het bewustzijn;
- de ademhaling;
- de circulatie.

Het bewustzijn

Om het bewustzijn van iemand te controleren moet het volgende gedaan worden:
- spreek het slachtoffer toe, indien nodig hard toespreken;
- als er geen reactie van het slachtoffer komt, wordt er overgegaan tot het knijpen in de oorlel of nekspier (m. trapezius pars descendens).

Hiermee geeft men een pijnprikkel, waarbij men hoopt dat het slachtoffer bijkomt. Indien het slachtoffer niet reageert moet er snel worden vastgesteld of de ademhaling en circulatie intact zijn. Is dit laatste het geval, dan wordt het slachtoffer in de stabiele zijligging gebracht. Men houdt daarna het slachtoffer in de gaten. De stabiele zijligging wordt in paragraaf 7.2 besproken.

De ademhaling

Na de controle van het bewustzijn gaat men over tot het controleren van de ademhaling. Om de ademhaling te controleren kan men het volgende doen.
- Leg de hand op de thorax of het middenrif en voel of dit beweegt.
- Men kan ook de hand bij de neus of mond houden om te voelen of er geademd wordt.

Indien het slachtoffer ademt, gaat men over tot het controleren van de circulatie. Als het slachtoffer niet ademt en er geen ernstige bloedingen zijn, gaat men snel over tot het beademen. De beademing kent de volgende vormen:
- mond-op-mond;
- mond-op-neus;
- mond-op-mond en neus.

Deze verschillende vormen van beademen worden in de paragrafen 7.3, 7.4 en 7.5 besproken.

De circulatie

Na het controleren van het bewustzijn en de ademhaling gaat men over tot het controleren van de circulatie. Deze controle kan men als volgt uitvoeren:
- twee vingers plaatsen op de halsslagader; of
- controle van de pols.

Indien er sprake is van een slagaderlijke bloeding gaat men over tot het dichtdrukken van de desbetreffende drukpunten. De punten worden besproken in hoofdstuk 8 (Bloedingen). Bij een bloeding gaat men over tot het verbinden hiervan. Deze wondverbanden worden besproken in paragraaf 6.2 (Wondverbanden).

In de volgende paragrafen wordt een beschrijving gegeven van de praktische uitvoering van:
- de stabiele zijligging;
- mond-op-mondbeademing;
- mond-op-neusbeademing;
- mond-op-mond en neusbeademing.

7.2 De stabiele zijligging

Men gaat over tot de stabiele zijligging indien het slachtoffer zijn bewustzijn verloren heeft, maar nog wel ademt. Met de stabiele zijligging zorgt men ervoor dat de ademhalingsweg openblijft. De uitgangshouding is dusdanig dat de tong de ademweg niet kan blokkeren en dat eventueel aanwezig braaksel uit de mond kan lopen.

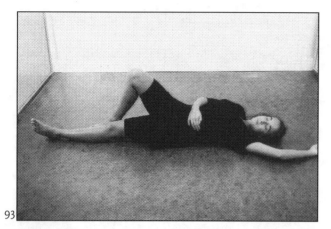

93

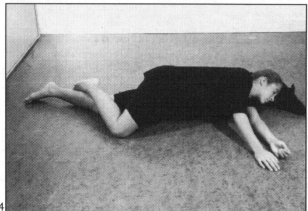

94

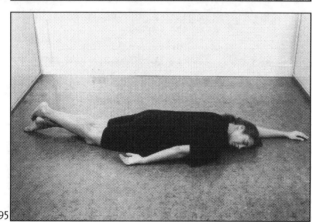

95

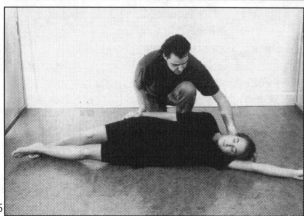

96

Praktische uitvoering vanuit rugligging

- Mondinspectie. Verwijder eventueel aanwezig braaksel met een schone doek. Tevens moet een kunstgebit verwijderd worden.
- Maak knellende kleding los.
- Kniel links van het slachtoffer.
- Breng de linkerarm van het slachtoffer omhoog en leg de rechterarm op de buik van het slachtoffer. Buig het rechterbeen en zet de rechtervoorvoet klem onder de linkerknieholte (foto 93).
- Draai het lichaam langzaam op de linkerzijde door de rechterknie naar je toe te trekken. Met je andere hand begeleid je het hoofd.
- Het hoofd moet naar achteren gebracht worden en de mond moet schuin naar beneden wijzen. Men kan hiervoor een opgevouwen jas of trui gebruiken die men onder het hoofd neerlegt (foto 94).
- Blijf de ademhaling van het slachtoffer regelmatig controleren.
- Zorg ervoor dat het slachtoffer voldoende frisse lucht krijgt.
- Zorg ervoor dat het slachtoffer niet te veel afkoelt.
- Leg eventueel een jas over het slachtoffer heen.

Praktische uitvoering vanuit buikligging

Als het slachtoffer op de buik ligt, moet men het slacht-offer volgens een bepaalde procedure op de rug draai-en. Men draait hierbij het lichaam van het slachtoffer altijd in dezelfde richting als waar het hoofd in buiklig-ging naartoe gedraaid is. Zo draait men het lichaam naar rechts (via linkerzijde) als het hoofd in de buiklig-ging naar rechts gedraaid is. Deze procedure gaat als volgt.
- Draai het hoofd naar rechts.
- Draai de linkerarm omhoog.
- Leg het rechterbeen over het linkerbeen (foto 95).
- Kniel aan de linkerzijde van het slachtoffer en houd met één hand de arm en heup van het slachtoffer vast.
- Begeleid met de andere hand het hoofd en draai ver-volgens het gehele lichaam op de rug (foto 96).
- Daarna brengt men, indien nodig, het lichaam in de stabiele zijligging.

7.3 Mond-op-mondbeademing

Als de ademhaling niet aanwezig is, dient men over te gaan op mond-op-mondbeademing. Alvorens men dit gaat doen, dienen de volgende zaken gecontroleerd te worden.
- Inspecteer de mond. Verwijder het eventueel aanwezige

kunstgebit, braaksel, bloed of vreemde voorwerpen uit mond-of keelholte.
- Maak knellende kleding los.
- Indien er tevens geen circulatie aanwezig is, dient men naast het beademen het slachtoffer te reanimeren. Hoe de reanimatie in zijn werk gaat, valt buiten het bestek van deze cursus.

Mond-op-mondprocedure
- Neem plaats naast het hoofd van het slachtoffer.
- Knijp met één hand de neus dicht en duw met de handwortel op het voorhoofd.
- Ondersteun met de andere hand de nek.
- Trek het hoofd van het slachtoffer ver achterover (foto 97).
- Adem in en plaats je mond volledig over de mond van het slachtoffer. Houd hierbij de neus dichtgeknepen.
- Blaas de lucht in de longen en kijk of daarbij de thorax omhoogkomt.
- Haal je mond vervolgens van het slachtoffer af en laat de neus los.
- Herhaal deze procedure in een rustig tempo ongeveer 12 maal per minuut.
- Breng als het slachtoffer braakt het hoofd opzij en laat het braaksel weglopen.

Als er geen lucht in de longen komt en de thorax dus niet uitzet, kan er het volgende aan de hand zijn.
- Het hoofd wordt niet ver genoeg achterover gekanteld, waardoor de tong in de weg zit.
- Er bevindt zich een voorwerp in mond- en/of keelholte. In het eerste geval moet het hoofd verder achterover gekanteld worden. In het tweede geval moet het voorwerp verwijderd worden. Indien dit niet mogelijk is, moet men zo snel mogelijk overgaan op mond-op-neusbeademing.

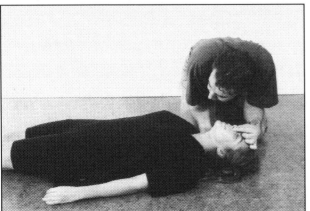
97

7.4 Mond-op-neusbeademing
Als de luchtweg via de mond verstopt is, dient men de lucht via de neus in de longen te krijgen. Deze procedure gaat als volgt.
- Dezelfde uitgangshouding als bij mond-op-mondbeademing.
- Duw met je ene hand op het voorhoofd van het slachtoffer en houd hiermee het hoofd in de achterover gekantelde positie.
- Houd met je andere hand de mond tijdens het beademen gesloten.
- Plaats na een inademing je mond over de neus van het slachtoffer.
- Blaas vervolgens langzaam lucht via de neus in de longen.
- Laat daarna de mond los en haal de mond van de neus van het slachtoffer.
- Kijk hierbij of de thorax meebeweegt.
- Herhaal dit geheel in een regelmatig tempo ongeveer 12 keer per minuut.

7.5 Mond-op-mond- en neusbeademing
Bij kinderen moet men er altijd rekening mee houden dat men bij mond-op-mondbeademing minder lucht in de longen blaast dan bij volwassenen. Mond-op-mondbeademing gaat bij baby's en kleine kinderen makkelijker omdat men niet alleen de mond maar tevens de neus in één keer kan omsluiten. Dit komt omdat de neus en mond van kinderen nog niet zo groot zijn en dichter bij elkaar liggen. Deze procedure gaat als volgt.
- Houd met beide handen het hoofdje goed achterover.
- Adem in en plaats je mond over de neus en mond van het slachtoffer.
- Blaas langzaam een beetje lucht in de longen. Controleer hierbij of de thorax omhoogkomt.
- Haal daarna je mond weg en kijk of de thorax weer daalt.
- Herhaal deze procedure in een rustig tempo. Dit tempo ligt echter wel iets hoger dan bij volwassenen omdat de ademfrequentie bij kinderen hoger ligt.

7.6 Stoornissen in de algehele toestand (soorten)
Er volgt nu een beschrijving van de verschillende soorten stoornissen die in de algehele toestand kunnen optreden. Sommige van deze stoornissen kunnen levensbedreigend zijn en daarom is snelle en adequate hulp noodzakelijk. Bij al deze stoornissen wordt beschreven wat de oorzaak kan zijn, wat de symptomen zijn en welke actie er ondernomen moet worden. Met actie wordt het verlenen van de eerste hulp bedoeld.

Tevens zal er ingegaan worden op de fysiologische processen die zich bij deze stoornissen in het lichaam afspelen.

De volgende stoornissen worden besproken:
• flauwte;
• bewusteloosheid;
• shock;
• schijndood;
• warmtestuwing/bevanging;
• zonnesteek;
• hypothermie (onderkoeling)/bevriezing;
• hersenletsel;
• hyperventilatie;
• verslikking/verstikking.

7.6.1 Flauwte
Flauwte is een betrekkelijk ongevaarlijke stoornis als gevolg van een kortdurende verminderde doorstroming van het bloed in de hersenen. Hierdoor ontstaat er een tekort aan zuurstof in de hersenen hetgeen tot daling van het bewustzijn leidt.

Oorzaken
- Gebrek aan frisse lucht door een verblijf in een drukke, warme ruimte.
- Emotionele prikkels zoals het zien van bloed, hevig schrikken of het hebben van hevige pijn.
- Uitputting door vermoeidheid, zwakte of honger.

Symptomen
Het slachtoffer:
- wordt stil en onrustig;
- geeuwt en slikt;
- ziet bleek;
- heeft zweet op het voorhoofd;
- is duizelig (ziet sterretjes) en misselijk.
Indien het slachtoffer niet wordt neergelegd, zal hij op de grond vallen.

Actie
- Leg het slachtoffer neer.
- Maak knellende kleding los.
- Zorg voor frisse lucht.
- Leid het slachtoffer af als hij aanspreekbaar is.
- Leg het slachtoffer in de stabiele zijligging als hij niet aanspreekbaar is.
- Zorg dat het slachtoffer niet afkoelt (leg bijvoorbeeld een jas over het slachtoffer heen).
- Laat het slachtoffer niet alleen.

- Laat het slachtoffer als hij bijgekomen is, na circa 10 minuten zitten.
- Laat hem zelf iets drinken.
- Laat hem zelf verder overeind komen.

Je kunt het tekort aan bloed in de hersenen helpen verbeteren door de benen van het slachtoffer omhoog te leggen of te houden. Hierdoor stroomt er meer bloed naar de hersenen en kan het zuurstoftekort hersteld worden.

7.6.2 Bewusteloosheid
Bij bewusteloosheid is de werking van de hersenen dusdanig gestoord dat er geen prikkels van binnen en van buiten meer verwerkt worden.

Oorzaken
Oorzaken die kunnen leiden tot bewusteloosheid zijn:
- schedel- en hersenletsel;
- ziekten (bijvoorbeeld diabetes);
- vergiftigingen;
- zuurstofgebrek.

Symptomen
Het slachtoffer:
- ligt stil en lijkt te slapen;
- geeft geen antwoord;
- reageert niet op pijnprikkels;
- is soms onrustig (door krampen of heftige bewegingen), maar ademt wel.

Actie
- Waarschuw professionele hulp.
- Maak de ademhalingsweg vrij door knellende kleding los te maken en het hoofd voorzichtig opzij te draaien.
- Open de mond en verwijder eventueel het braaksel of het kunstgebit.
- Houd de ademhalingsweg vrij door het slachtoffer in de stabiele zijligging te leggen.

7.6.3 Shock
Een shock is een levensbedreigende situatie. Deze stoornis ontstaat wanneer het bloedvatstelsel onvoldoende met bloed is gevuld. In de haarvaten (capillairen) kan het bloed zelfs tot stilstand komen. Dit veroorzaakt een slechte zuurstofvoorziening van de weefsels.

Oorzaken
- bloedverlies;
- verlies van bloedplasma (bijvoorbeeld bij tweede- en

derdegraads verbrandingen);
- groot vochtverlies (bijvoorbeeld bij langdurig aanhoudende diarree en braken);
- verkeerde verdeling van het bloed (bijvoorbeeld bij verbrijzelde armen of benen);
- onvoldoende pompwerking van het hart (bijvoorbeeld bij een hartinfarct);
- heftige emoties.

Symptomen
Het slachtoffer:
- ziet bleek;
- heeft een zweterig voorhoofd;
- heeft een klam en koud voorhoofd en een klamme en koude neus;
- klaagt over dorst en misselijkheid;
- heeft een snelle en oppervlakkige ademhaling (vaak ook onregelmatige ademhaling);
- geeuwt af en toe;
- is rusteloos, angstig en verward;
- maakt een ernstig zieke indruk.

Actie
- Stelp de bloeding onmiddellijk bij uitwendig bloedverlies.
- Laat het slachtoffer platliggen met het hoofd opzij in verband met braken.
- Maak knellende kleding los.
- Zorg voor volledige lichaamsrust.
- Alarmeer snel deskundige hulp; meld dat het slachtoffer een shock heeft.
- Stel het slachtoffer gerust en laat hem niet alleen.
- Laat het slachtoffer niet afkoelen, maar zorg ook dat hij het niet te warm krijgt.
- Geef het slachtoffer geen drinken.
- Voeg geen warmte aan het slachtoffer toe bijvoorbeeld met een kruik.

7.6.4 Schijndood
Bij schijndood moet er zeer snel gehandeld worden omdat de hersenen niet langer dan ongeveer vier minuten zonder zuurstof kunnen. Krijgen de hersenen langer dan vier minuten geen zuurstof dan worden de hersencellen onherstelbaar beschadigd.

Oorzaken
- shock;
- verdrinking;
- wurging;
- bedolven zijn (bijvoorbeeld onder puin of zand);
- elektrische schok (elektrocutie);
- hartinfarct.

Symptomen
Het slachtoffer:
- reageert op geen enkele prikkel;
- ademt niet;
- heeft geen polsslag.

Actie
- Waarschuw professionele hulp.
- Pas mond-op-mondbeademing en reanimatie toe, omdat er geen ademhaling en hartslag aanwezig zijn.

Reanimatie valt buiten het bestek van dit boek.

7.6.5 Warmtestuwing/warmtebevanging
Bij het verrichten van bijvoorbeeld inspannend werk in een warme, vochtige omgeving kan het voorkomen dat het lichaam zijn warmte niet of slecht aan de omgeving af kan geven. Hierdoor ontstaat er een storing in de warmtehuishouding van het lichaam. Met name bij een met waterdamp verzadigde lucht kan het lichaam door zweten zijn warmte niet kwijt. Op deze manier ontstaat er een oplopende lichaamstemperatuur die kan leiden tot warmtestuwing.

Oorzaken
- Zware lichamelijke arbeid in een zeer warme en vochtige omgeving.
- Belemmering van warmteafgifte door dikke, isolerende kleding.

Symptomen
Het slachtoffer:
- heeft een zeer warme, rode, natte huid;
- heeft een groot vochtverlies door sterk zweten;
- heeft hoofdpijn;
- heeft dorst;
- moet braken (eventueel);
- heeft een snelle, zwakke pols.

Door het vochtverlies kan een slachtoffer bewusteloos of zelfs in shock raken. De eerste hulp is erop gericht om de lichaamstemperatuur omlaag te brengen en het verloren vocht weer aan te vullen.

Actie
- Waarschuw professionele hulp.
- Zet het slachtoffer in de schaduw.

- Zorg voor verkoeling van de omgeving en het lichaam door een ventilator aan te zetten of te wapperen met een handdoek of krant.
- Laat het slachtoffer veel drinken, het liefst zout water of bouillon (met het zweten verliest men naast vocht ook veel zouten).
- Leg het slachtoffer in de stabiele zijligging als hij buiten kennis is.

7.6.6 Zonnesteek

Een zonnesteek komt voor bij langdurige inwerking van de zon op het hoofd of de nek. Hierdoor kan er een prikkeling van de hersenvliezen ontstaan. Het kan uiteindelijk zelfs de kleine hersenen (cerebellum) en het verlengde merg (medulla oblongata) beschadigen.

Oorzaken
Langdurige inwerking van de zon op het onbedekte hoofd of de nek.

Symptomen
Het slachtoffer:
- heeft hoofdpijn;
- heeft een hoge lichaamstemperatuur;
- heeft een droge huid;
- heeft een versnelde pols en ademhaling;
- hallucineert;
- braakt;
- is bewusteloos.

Actie
- Waarschuw professionele hulp.
- Zet het slachtoffer in de schaduw; laat hem een half-zittende houding aannemen.
- Zorg voor afkoeling van met name het hoofd door water of koude kompressen op het hoofd en in de nek te leggen.
- Laat het slachtoffer drinken als hij daartoe in staat is (liefst bouillon of zout water).

7.6.7 Hypothermie (onderkoeling)/bevriezing

Langdurige afkoeling van het lichaam kan leiden tot onderkoeling. Bij onderkoeling daalt de lichaamstemperatuur. De normale lichaamstemperatuur is ongeveer 37 graden. Als de rectale temperatuur 35 graden of minder bedraagt, spreekt men van hypothermie.

Oorzaken
- Langdurig verblijf in koud water.
- Langdurig verblijf in sneeuw of koude gebieden met

slecht isolerende kleding (bijvoorbeeld bij winter- of bergsport).
- Gevoeligheid voor hypothermie neemt toe bij veel alcoholgebruik.

Symptomen
Het slachtoffer:
- rilt;
- is verward en hallucineert;
- is lusteloos (apathisch);
- heeft spraakstoornissen;
- heeft amnesie (geheugenverlies);
- verliest het besef van plaats, tijd, personen enzovoort;
- heeft een koude, bleke huid;
- is eventueel bewusteloos;
- heeft eventueel een hartstilstand.

Actie
- Waarschuw professionele hulp.
- Voorkom verdere afkoeling.
- Geef het slachtoffer een warme douche; laat het slachtoffer hierbij onder de douche op een stoel zitten.
- Geef het slachtoffer een warm bad.
- Laat het slachtoffer bewegen (oefeningen laten doen).
- Geef het slachtoffer warme dranken te drinken.
- Geef het slachtoffer géén alcohol. Dit geeft vasodilatatie van de huidvaten, wat leidt tot nog meer warmteafgifte.
- Geef het slachtoffer eventueel lichamelijke warmte door je eigen blote huid tegen de huid van het slachtoffer te plaatsen.

Bevriezing
Uitstekende lichaamsdelen kunnen door de kou makkelijk bevriezen. Met name oren, neus, handen, vingers, voeten en tenen zijn hier erg gevoelig voor.

Oorzaken
Langdurige blootstelling aan ijs, sneeuw, koud water en harde, koude wind.

Symptomen
Het slachtoffer:
- heeft een bleke, witte huid;
- voelt een stekende pijn;
- voelt minder of heeft een ongevoelige huid;
- heeft blaren (soms).

Actie
- Verwarm het betreffende lichaamsdeel zo snel mogelijk. Dit kan door bijvoorbeeld de bevroren voet in

handwarm water te laten bewegen. Het water mag niet te heet zijn in verband met gestoorde sensibiliteit van de huid. Als algemene regel geeft men aan om het bevroren lichaamsdeel in warm water op te warmen, waarbij men het water ongeveer één graad per minuut laat stijgen.
- Neus en oren kunnen met de handen worden verwarmd.
- Ga nooit wrijven en zeker niet met sneeuw!
- Massage is een contra-indicatie!

7.6.8 Hersenletsels

Er zullen hier enkele hersenaandoeningen besproken worden. Sommige hiervan zijn levensbedreigend en andere zijn minder ernstig. De volgende letsels zullen besproken worden:
• de hersenschudding;
• de schedelbasisfractuur;
• het subdurale hematoom.

De hersenschudding

Een hersenschudding ontstaat meestal na een val of klap op het hoofd. Hierdoor worden de hersenen heen en weer geschud, hetgeen een (lichte) beschadiging van de hersenen veroorzaken kan.

Oorzaken
Een klap, val of stoot op het hoofd.

Symptomen bij lichte hersenschudding
Het slachtoffer:
- heeft hoofdpijn;
- is misselijk;
- is duizelig;
- heeft soms ook bewustzijnsstoornissen.

Symptomen bij een zware hersenschudding
Dezelfde symptomen als bij een lichte hersenschudding, maar het slachtoffer kan tevens:
- braken;
- geheugenstoornissen hebben;
- een drukpols hebben, dit is een verlaging van de hartfrequentie door een verhoogde druk in de hersenen door bijvoorbeeld een bloeding in de hersenen (dit hoeft echter niet voor te komen);
- een onregelmatige ademhaling hebben.

Actie
Eerste hulp bij iemand die bewusteloos is.
- Leg het slachtoffer in de stabiele zijligging.

- Zorg dat het slachtoffer niet afkoelt.
- Alarmeer professionele hulp.

Actie
Eerste hulp bij iemand die niet bewusteloos is.
- Laat de persoon bewegen, indien mogelijk.
- Zorg ervoor dat er geen versuffing optreedt. Dit kan samen met een drukpols wijzen op een verhoogde druk in de hersenen als gevolg van een bloeding.
- Waarschuw professionele hulp.

De schedelbasisfractuur

Door een fractuur van de basis van de schedel ontstaat er vaak een open verbinding met de buitenwereld. Hierdoor kan zowel bloed als hersenvocht (liquor) de mond, neus of oren verlaten. Er is dan een grote kans op infectie als men dit niet afdekt.

Oorzaken
Een klap, val of stoot op het hoofd.

Symptomen
Het slachtoffer:
- heeft hoofdpijn;
- is misselijk en/of braakt;
- is bewusteloos;
- heeft een drukpols;
- verliest bloed en/of liquor uit mond, neus of oren;
- heeft een zogenoemde 'blauwe bril' (niet altijd aanwezig).

Actie
- Waarschuw professionele hulp.
- Dek de plaatsen waar bloed of liquor uitloopt met een steriel gaasje af.
- Indien het slachtoffer bewusteloos is, wordt het slachtoffer in de stabiele zijligging gebracht op de andere zijde dan waar het bloed via oor of neusgat uitstroomt. Zo zal men het slachtoffer op de rechterzijde neerleggen, als er bloed uit het linkeroor stroomt en andersom.
- Dek het oor waar het bloed uitstroomt vervolgens af met een steriel gaasje. Dit kan men het beste als volgt doen:
- plak langs de rand van de gehele oorschelp een stuk tape, zodanig dat de helft van de tape boven de oorschelp uitsteekt;
- leg daarna een steriel gaasje op het oor;
- sla het uitstekende deel van de tape om en plak deze vast op het gaasje. De rest van de rand van het gaasje wordt met een stukje tape afgedekt.

Het subdurale hematoom

Men spreekt van een subduraal hematoom als er sprake is van een bloeding tussen het schedeldak en de hersenen. De bloeding bevindt zich onder het hersenvlies (dura mater). Door deze bloeding neemt de druk op de hersenen toe. Dit hoeft in het begin geen symptomen te geven. Later echter kan er sufheid en zelfs bewusteloosheid ontstaan. Deze aandoening is zeer levensbedreigend.

Oorzaken
- Een klap of val op het hoofd.

Symptomen
- In het begin, net na het trauma, treden er vaak geen symptomen op. Het slachtoffer lijkt niets te mankeren.
- Later, als de druk op de hersenen toeneemt, kan men sufheid, bewusteloosheid en het lager worden van de polsfrequentie (drukpols) opmerken.

Actie
- Waarschuw professionele hulp.
- Indien het slachtoffer bewusteloos is of raakt: leg hem in de stabiele zijligging.

7.6.9 Hyperventilatie

Hyperventilatie is een onschuldige ontregeling van de ademhaling. Hierbij wordt er te veel aan kooldioxide uitgeademd waardoor het koolzuurgehalte van het bloed sterk daalt. Door deze daling van het koolzuurgehalte wordt het bloed minder zuur. Juist de 'zuurte' van het bloed is een prikkel voor het ademcentrum in de hersenen om de ademhaling te stimuleren. Indien het bloed dus minder zuur wordt, wordt het ademhalingscentrum minder of niet gestimuleerd. Dit kan onder andere leiden tot het verlies van het bewustzijn.

Oorzaken
Daling van het koolzuurgehalte van het bloed door een snelle, oppervlakkige ademhaling. Deze ademhaling ontstaat vaak bij een paniek- of angstaanval.

Symptomen
Het slachtoffer:
- heeft hartkloppingen;
- heeft een beklemd gevoel op de borst;
- heeft een bewustzijnsdaling;
- heeft het gevoel alsof hij gaat flauwvallen;
- heeft tintelingen in armen, benen, gezicht en borst;
- is kortademig;
- is duizelig;
- is angstig.

Actie
- Maak de ademweg vrij en houd die vrij.
- Stel het slachtoffer gerust.
- Laat het slachtoffer in een plastic zakje ademen. Hierdoor wordt de kooldioxide die je uitademt ook weer ingeademd. Op deze manier wordt het tekort aan kooldioxide weer hersteld en zullen de symptomen gaan afnemen.

7.6.10 Verslikking/verstikking

Verslikking treedt op indien er voedsel of een ander voorwerp in de luchtpijp terechtkomt. Normaal geeft dit een hoestprikkel en hoest men dit weer uit de luchtpijp. Indien een voorwerp in de luchtpijp blijft steken, dan kan het slachtoffer stikken. Directe hulp is dan snel geboden.

Oorzaken
Voedsel of een ander voorwerp dat in de luchtpijp terechtkomt en blijft steken.

Symptomen
Het slachtoffer:
- heeft een rood of blauw gelaat;
- ademt niet meer;
- is angstig/paniekerig.

Actie
Heimlich-manoeuvre. Deze gaat als volgt.
- Ga achter het slachtoffer staan.
- Sla beide armen om het slachtoffer heen. De handen ter hoogte van het middenrif, net onder de ribben plaatsen (foto 98).
- Plaats je romp tegen de rug van het slachtoffer.
- Geef een korte rukbeweging met beide armen, zodat er lucht uit de longen geperst wordt. Hierdoor kan het voorwerp in de luchtpijp losschieten.

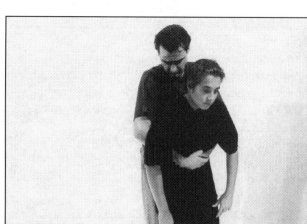

98

8 Bloedingen

Men kan bij bloedingen een indeling maken in in- en uitwendige bloedingen. Daarnaast kunnen deze in- en uitwendige bloedingen nog eens onderverdeeld worden in arteriële (slagaderlijke), veneuze (aderlijke) en capillaire (haarvaten) bloedingen.

8.1 Uitwendige bloedingen
Bij uitwendige bloedingen is het bloed zichtbaar, doordat het bloed door de beschadigde huid heen stroomt. Je kunt hierbij de volgende indeling maken:
• arteriële bloedingen;
• veneuze bloedingen;
• capillaire bloedingen.

8.1.1 Arteriële bloedingen
Bij een arteriële (slagaderlijke) bloeding komt het bloed stootsgewijs krachtig uit de wond. Bij elke hartslag wordt het bloed uit de wond gespoten.

Oorzaken
-Een snij- of steekwond.
-Een open botbreuk waarbij de slagader geraakt is.

Symptomen
- Helderrood bloed (zuurstofrijk bloed) spuit stootsgewijs uit de wond in dezelfde frequentie als de hartslag.
- Indien niet snel gehandeld wordt, kan er een shock optreden.

Actie
Druk zo snel mogelijk de slagader dicht. Dit drukpunt moet zich tussen het hart en de bloeding bevinden.

Men kent een aantal belangrijke drukpunten:
• drukpunt bovenarmslagader;
• drukpunt ondersleutelbeenslagader;
• drukpunt liesslagader.

Drukpunt bovenarmslagader
De bovenarmslagader moet worden dichtgedrukt bij een slagaderlijke bloeding in de arm. Hierbij moet het drukpunt zich wel tussen het hart en de bloeding bevinden. Dit dichtdrukken gaat als volgt.
- Laat het slachtoffer op de rug (gaan) liggen.
- Pak met je ene hand de bloedende arm op en houd die omhoog.
- Houd met je andere hand de elleboog in je handpalm en kantel de duim tegen de mediale zijde van de humerus. De bovenarmslagader zit dan tussen het bot en je duim en wordt zo dichtgedrukt (foto 99).
- Als het goed is, houdt het bloeden in de arm op.
- Je kunt hierna eventueel een wonddrukverband aanleggen (zie paragraaf 6.2 Wondverbanden).

Drukpunt ondersleutelbeenslagader
De ondersleutelbeenslagader wordt dichtgedrukt indien er een slagaderlijke bloeding hoog in de arm of in de oksel is. Hierbij wordt de slagader achter het sleutelbeen dichtgedrukt tegen de eerste rib.
Dit dichtdrukken gaat als volgt.
- Laat het slachtoffer op de rug (gaan) liggen.
- Draai het hoofd iets naar de kant van de bloeding waardoor de nekspieren ontspannen en je makkelijker de slagader kunt dichtdrukken.
- Omvat met je vingers de m. trapezius pars descendens, waarbij de duim op de slagader wordt geplaatst.
- Druk vervolgens je duim op de eerste rib, waardoor de slagader tussen het bot en je duim zit en de bloeding kan worden gestopt (foto 100).

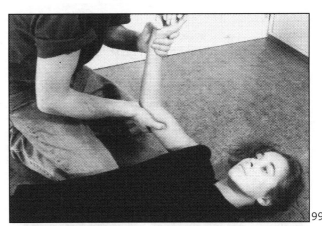
99

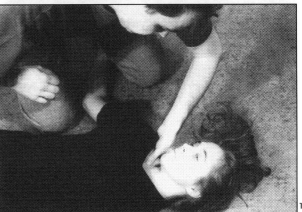
100

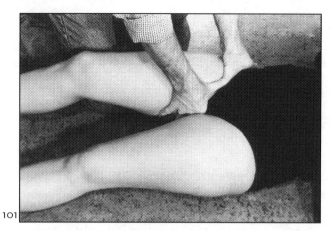

101

- Men kan hierna, indien mogelijk, een wonddrukverband aanleggen om de wond te verbinden (zie paragraaf 6.2 Wondverbanden).
- Natuurlijk moet er zo snel mogelijk professionele hulp worden gewaarschuwd.

Drukpunt liesslagader

De liesslagader wordt dichtgedrukt indien er een slagaderlijke bloeding in het been is. Hierbij wordt de liesslagader tegen het schaambeen dichtgedrukt.
Dit dichtdrukken gaat als volgt.
- Laat het slachtoffer op de rug (gaan) liggen.
- Leg onder de knie van het been dat bloedt, bijvoorbeeld een opgerolde jas. Hierdoor komen de knie en de heup iets in flexie waardoor de spieren in de lies ontspannen. Op deze manier kan men makkelijk de liesslagader tegen het schaambeen dichtdrukken.
- Omvat met beide handen het bovenbeen.
- Plaats beide duimen op elkaar en druk op de liesslagader (foto 101). Hierdoor komt de slagader tussen de duimen en het bot te liggen en kan op deze manier dichtgedrukt worden.
- Men kan daarna eventueel een wonddrukverband aanleggen (zie paragraaf 6.2 Wondverbanden).
- Natuurlijk moet er zo snel mogelijk professionele hulp gewaarschuwd worden.

8.1.2 Veneuze bloedingen

Bij een veneuze bloeding stroomt het bloed geleidelijk aan uit de wond. Dit bloed is vaak donkerrood (zuurstofarm bloed) van kleur.

Oorzaken
- Een snij- of steekwond.
- Een open fractuur waarbij bloedvaten (aderen) beschadigd zijn.

Symptomen
- Donkerrood bloed stroomt snel of langzaam uit de wond. Hoe ernstiger de bloeding, hoe sneller het bloed uit de wond zal stromen.
- Bij een ernstige aderlijke bloeding kan, indien niet snel gehandeld wordt, een shock optreden.

Actie bij minder ernstige aderlijke bloeding
- Probeer de wond te desinfecteren (bijvoorbeeld met Sterilon) maar breng de desinfectans nooit direct in de wond. De wondranden mogen wel altijd ontsmet worden. Gebruik hierbij altijd een steriel gaasje.
- Houd de wond niet onder de kraan omdat dit de bloedstolling tegenwerkt en de kans op infectie vergroot.
- Leg vervolgens een wondverband aan (zie paragraaf 6.2 Wondverbanden).
- Probeer na het aanleggen van het verband het desbetreffende lichaamsdeel hoog te leggen (bijvoorbeeld met een verhoogde mitella).
- Bij snijwonden is het aanleggen van een zwaluwstaartje aan te bevelen. Hierbij moet de huid goed droog zijn anders hecht deze pleister niet. Belangrijk is dat je vreemde voorwerpen (bijvoorbeeld een mes) altijd in de wond laat zitten. De kans is groot dat de bloeding erger wordt als je het voorwerp verwijdert.

Actie bij ernstige aderlijke bloedingen
- Let hierbij op de symptomen van shock.
- Laat vreemde voorwerpen in de wond zitten.
- Leg zo snel mogelijk een wonddrukverband aan (zie paragraaf 6.2 Wondverbanden).
- Houd het desbetreffende lichaamsdeel hoog.

8.1.3 Capillaire bloedingen

Bij capillaire bloedingen stroomt het bloed langzaam uit de wond. Men ziet een dergelijke bloeding vaak bij schaafwonden waarbij de huid beschadigd is. Naast het bloed stroomt er ook weefselvocht uit de wond.

Oorzaak
Schaafwonden.

Symptomen
Langzame bloeding, vaak in combinatie met weefselvocht dat uit de wond sijpelt.

Actie
Desinfecteer de wond (bijvoorbeeld met Sterilon). Men mag ook water en zeep gebruiken om de wond te ontsmetten. Daarna moet de wond wel goed drooggemaakt

worden en ontsmet worden met Sterilon of jodium. Hier overheen gaat dan een steriel gaasje of een pleister.

8.2 Inwendige bloedingen

Bij inwendige bloedingen denken wij vaak aan:
• onderhuidse bloedingen;
• orgaanbloedingen.

8.2.1 Onderhuidse bloedingen

Men spreekt van een onderhuidse bloeding als er een bloeding vlak onder de huid plaatsvindt. Hierbij worden de kleine bloedvaten onder de huid beschadigd.

Oorzaken
Een klap of stoot op het lichaam.

Symptomen
Het slachtoffer heeft:
- pijn;
- zwellingen;
- bloeduitstortingen (hematomen).

Actie
- Koel de desbetreffende plek af door ijs of koud water.
- Leg meteen daarna een drukverband aan (zie 6.2.2).
- Massage is hierbij een contra-indicatie!

8.2.2 Orgaanbloedingen

Het gevaar dat op kan treden bij orgaanbloedingen is het gevaar van shock. In het begin lijkt het slachtoffer niets te mankeren omdat de bloeding vaak niet zichtbaar is. Later kunnen zich verschijnselen van shock voordoen. Hier volgen enkele orgaanbloedingen.

Longbloeding

Oorzaken
- Een gebroken rib of een vreemd voorwerp dat de long perforeert.
- Een bepaalde longziekte (bijvoorbeeld longkanker).

Symptomen
Het slachtoffer:
- hoest helderrood, schuimend bloed op;

- heeft het benauwd;
- is angstig/paniekerig.

Actie
- Waarschuw snel professionele hulp.
- Laat het vreemde voorwerp zitten.
- Zet het slachtoffer halfzittend neer.

Maagbloeding

Oorzaken
- Maagaandoeningen zoals een maagzweer.

Symptomen
Het slachtoffer:
- braakt donkergekleurd bloed;
- is misselijk.

Actie
- Leg het slachtoffer plat neer met het hoofd opzij in verband met het braken.
- Laat het slachtoffer niet eten of drinken.
- Waarschuw snel professionele hulp.

Nierbloeding

Oorzaken
- Een klap of stoot in de lendenen ter hoogte van de nieren.
- Een nieraandoening (bijvoorbeeld nierontsteking).

Symptomen
Het slachtoffer:
- plast soms bloed;
- heeft pijn ter hoogte van de aangedane nier;
- heeft kans op een shock als de bloeding hevig is.

Actie
- Waarschuw snel professionele hulp.
- Leg het slachtoffer plat neer.
- Laat het slachtoffer niet urineren, omdat men op deze manier de kans op shock vergroot.

9 Vervoer bij ongevallen

Bij een ongeval is de veiligheid van het slachtoffer en de hulpverlener erg belangrijk. Als de veiligheid van één van beide of beiden in gevaar komt, moet het slachtoffer indien mogelijk vervoerd worden naar een veilige plek. Dit vervoer kan op verschillende manieren, te weten:
• vervoer door één persoon;
• vervoer door twee personen.

9.1 Vervoer door één persoon
Als een sporter geblesseerd is aan één been dan moet je de sporter op de volgende manier vervoeren.
- Ga aan de niet-geblesseerde zijde van het slachtoffer staan.
- Laat het slachtoffer een arm om je nek slaan en houd deze arm vast.
- Sla je arm om de heup van het slachtoffer.
- Op het geblesseerde been mag niet gesteund worden. Daarom is het belangrijk dat, als het slachtoffer zijn/ haar gezonde been optilt, je iets overhelt zodat je de sporter een kort moment van de grond optilt (foto 102). Tijdens dit korte zweefmoment verplaatst het slachtoffer zijn gezonde been naar voren door iets aan je te gaan hangen.

Indien het slachtoffer door een mensenmenigte heen vervoerd moet worden, gaat de hulpverlener aan de aangedane zijde staan. Op deze manier beschermt de hulpverlener het geblesseerde been. Vervolgens wordt dezelfde procedure gevolgd.

Vervoer door één persoon vanuit ruglig (Rautek-greep)
Indien het slachtoffer bewusteloos is of niet kan staan worden de volgende handelingen verricht.
- Kniel aan het hoofdeinde van het slachtoffer en til zijn hoofd voorzichtig op.
- Buig vervolgens één van de armen van het slachtoffer in de elleboog zodat de onderarm op de buik komt te liggen.
- Steek nu beide armen onder de oksels van het slacht- offer door, om vervolgens met beide handen de onder- arm van het slachtoffer te pakken (Rautek-greep) (foto 103).

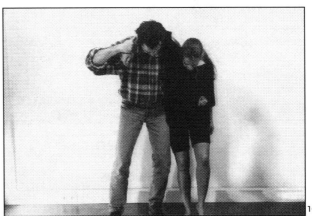
102

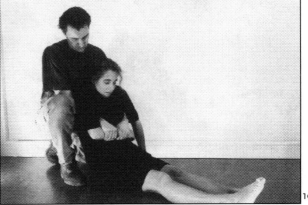
103

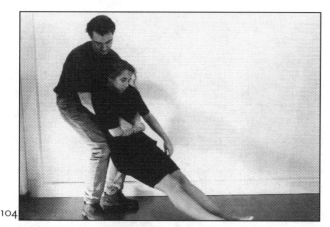

104

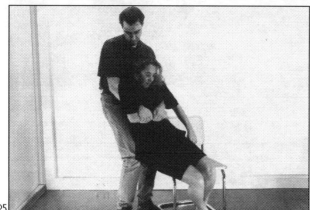

105

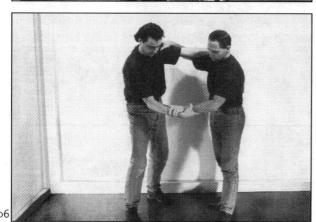

106

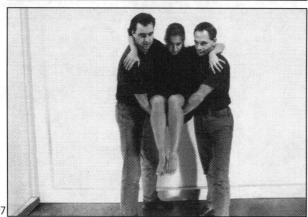

107

- Til met een rechte rug het slachtoffer een stukje op zodat de rug van het slachtoffer op de bovenbenen van de hulpverlener rust (foto 104).
- Loop daarna met een rechte rug achteruit totdat een veilige plek bereikt is. Leg dan het slachtoffer weer neer door met rechte rug door de knieën te zakken.
- Leg het slachtoffer indien nodig in de stabiele zijligging.

Vervoer door één persoon vanuit zit
Indien iemand op een stoel flauwvalt of dreigt flauw te vallen, is het noodzakelijk het slachtoffer op de grond te leggen. Dit gaat als volgt.
- Ga achter de stoel staan.
- Pak het slachtoffer vervolgens met de Rautek-greep beet.
- Draai het slachtoffer van de rugleuning weg.
- Laat het slachtoffer van de zitting afglijden en ondersteun zijn rug door middel van je bovenbenen (foto 105).
- Leg het slachtoffer daarna neer door met rechte rug door de knieën te zakken.
- Leg het slachtoffer indien nodig in de stabiele zijligging.

9.2 Vervoer door twee personen
Indien men met twee hulpverleners aanwezig is, kan men met de armen een 'stoeltje' maken en zo het slachtoffer vervoeren. Het maken van een 'stoeltje' gaat als volgt.
- Ga tegenover elkaar staan en leg een hand op elkaars schouders. Op deze manier wordt de rugleuning van het 'stoeltje' gevormd (foto 106).
- Sla daarna de andere armen in elkaar, door elkaars polsen vast te pakken. Op deze manier wordt de zitting van het 'stoeltje' gevormd.
- Laat vervolgens het slachtoffer plaatsnemen op dit 'stoeltje'. Dit gaat als volgt:
- zak allebei door de knieën achter het slachtoffer;
- laat het slachtoffer beide armen om jullie nek slaan en laat hem gaan zitten;
- til daarna samen met rechte rug het slachtoffer op (foto 107).
- het slachtoffer kan zo worden vervoerd.

178

Bijlagen praktijkexamen

Bijlage 1   Materiaallijst

Materialen
Aanwezig op het examen
- Massagebank.
- Grote massagerol.
- Deken.

Door de kandidaat zelf mee te nemen
- Model (zie bijlage 2).

Algemeen
- Legitimatiebewijs: een door de overheid uitgegeven, niet fraudegevoelig bewijs, voorzien van pasfoto en persoonsgegevens, bestaande uit voornamen, achternaam, geboorteplaats, geboortedatum.
- De handtekening van de kandidaat, waarmee de kandidaat kan bewijzen dat hij of zij de persoon is voor wie hij of zij zich uitgeeft.

Voor de verzorging
- Driekante doek.
- Witte watten, vliespolster 10 cm breed.
- Steriele gaasjes groot en klein.
- Snelverband nr. 1 en 2, steriel.
- (Elastisch) hydrofiel windsel van 4, 6 en 8 cm.
- Wondpleister.
- Wondhechtstrips (zwaluwstaartjes).
- Ideaalwindsel 4, 6, 8 en 10 cm breed.
- Verbandschaar.
- Pincet.
- Veiligheidsspelden.
- Kleurloos desinfectiemiddel voor de huid.
- Koelpakking (coldpack) ca. 10 x 15 cm.
- Niet-elastische kleefpleister (tape) ca. 2 en 4 cm breed.
- Polstermateriaal, schuimrubber of vilt.
- Elastisch kleefpleister bandage 6, 8 en 10 cm breed.
- Laken voor het afdekken van de massagetafel.

Andere verbandmiddelen die aan de gestelde eisen voldoen, kunnen worden gebruikt voor zover deze binnen de examensituatie van toepassing zijn.

Voor de massage
- (Hoes)laken.
- Badhanddoek.
- Handdoeken (4 stuks).
- Klem(men).
- Haarband.
- Massageolie (neutraal).

Breng bij het herexamen Verzorging ook een laken mee.

Draag tijdens het examen geen ringen of horloge.

Draag op het examen een T-shirt (wit) met korte mouwen, zonder opdruk.

Let op goede nagelverzorging.

Gebruik voor de materialen een mooie EHBO-koffer, waarin je alles goed kunt uitstallen (presentatie is zeer belangrijk).

Bron: NGS (www.sportverzorgingNGS.nl)

Bijlage 2   Aan het model gestelde eisen

1 Gezondheid en aansprakelijkheid

Het model is een gezond en voldoende vitaal persoon en in staat alle behandelingen die het praktijkexamen Sportmassage kenmerken te ondergaan en te verwerken (geen contra-indicaties). Voor eventuele fysieke of psychische schade ontstaan bij het model die al dan niet verband houden met handelingen die tijdens het examen zijn uitgevoerd, aanvaardt de examencommissie van het NGS geen enkele aansprakelijkheid. De examencommissie gaat ervan uit dat dit gegeven bij het model bekend is en volledig aanvaard wordt.

2 Beschikbaarheid

Het model moet gedurende de gehele examentijd beschikbaar zijn voor de kandiaat die het examen moet afleggen en helpt desgevraagd bij het weer in orde brengen van de examenplaats tussen de examenonderdelen of aan het einde daarvan.

3 Kleding tijdens het examen

Het model dient ervoor te zorgen dat hij of zij tijdens het examen aanwezig is in praktische en functionele kleding, zodat de examengang niet nodeloos vertraagd of belemmerd wordt door omkleedhandelingen. Aanbevolen wordt een trainingspak over de onderkleding. Hieraan is de eis te stellen dat bij het dragen hiervan een compleet onderzoek en alle massageopdrachten onbelemmerd kunnen worden uitgevoerd. Sokken en slippers zijn in dit verband beter dan sportschoenen.

4 Fysieke voorbereiding

Het model mag geen huideffecten vertonen die niet aangeraakt mogen worden. Eventueel lang haar moet worden opgestoken en overtollige haargroei op armen en benen verwijderd, zodat iedere vorm van massage of bandagetechniek rechtstreeks op de huid kan worden uitgevoerd.

5 Rol en gedrag

Het model dient ten aanzien van de examenopdrachten een actief participerende rol te spelen. Een preactieve rol, vooruitlopend aan de examenronde - bijvoorbeeld handelen in woord of gebaar voordat de kandidaat of examinator een opdracht heeft gegeven - is niet toegestaan en wordt negatief beoordeeld. Het positieve gedrag nadat de kandidaat een handeling of examendeel heeft afgerond, mag niet beoordelend zijn richting kandidaat of beïnvloedend richting examinator.

6 Ondersteuning van eventuele protesten

Een protest van de kandidaat tegen de procedurele gang van zaken tijdens het examen mag niet door het model ondersteund worden. Passages in protestbrieven waarbij een klagende kandidaat refereert aan waarnemingen of beoordelingen gedaan door het model, zullen door de examencommissie genegeerd worden. Anderzijds zal de examencommissie bij de beoordeling van een klacht van een kandidaat of examinator, ook nimmer het model benaderen om informatie te krijgen of navraag doen over zijn of haar beleving van het examen.

Bron: NGS (www.sportverzorgingNGS.nl)

Literatuurlijst

EHBO bij sport. NISGZ en het Oranje Kruis. Leiden: Spruyt, Van Mantgem en de Does B.V., 1991.

Het Oranje Kruisboekje. Leiden: Spruyt, Van Mantgem en de Does B.V., 1997 (23ste druk).

Kingma, M.J. e.a., *Nederlands leerboek der orthopedie.* Utrecht: Bohn, Scheltema en Holkema, 1982.

Korst, J.K. van der, *Gewrichtsziekten.* Utrecht: Bohn, Scheltema en Holkema, 1980.

Peterson, L. & P. Renström, *Preventie, diagnose en behandeling van sportletsels.* Amsterdam: Kosmos, 1981.

Rodenburg, C., *Verzorging in de sport.* 's-Gravenhage: Nijgh & Van Ditmar, 1991.

Snellenberg, W., *Handboek sportmassage.* Haarlem: De Vrieseborch, 1989.

Tape en bandageerboek. Almere: Beiersdorff Medical Bibliotheek, 1991.

Wingerden, B.A.M. van, *Tape en bandagetechnieken voor de voet.* Lochem: De Tijdstroom, 1982.

Winkel D. e.a., *Orthopedische geneeskunde en manuele therapie.* Houten: Bohn, Stafleu Van Loghum, 1992.

Printed in the United States
by Baker & Taylor Publisher Services